思想會
SIXIANG HUI

La Grande
Extension

王昭　译
申苇欣　审校

［法］让－大卫·泽伊图　著
Jean-David Zeitoun

人　类
健 康 史
Histoire de la santé
humaine

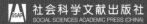
社会科学文献出版社
SOCIAL SCIENCES ACADEMIC PRESS (CHINA)

献给海伦娜和阿莱克斯

序　言

如果你对时间的历史、人类文明进化以及医学科技的发展感兴趣，那么《人类健康史》一定会吸引你。

作者用生动的文字和形象的图表，讲述了从古至今的人类健康史。本书不仅介绍了古代人类对于生命、疾病和健康的认识与研究方法，还展示了现代医学科技的发展，并且涉及病毒学、人类基因组计划、医学工程等领域。它叙述清晰且有条理，使我们可以更好地认识自己，了解身体的神秘机制以及人类健康的发展趋势。

《人类健康史》蕴含对健康延展的深思以及对人类健康的极其独特的洞察力。作者通过对古代医疗实践的研究，深入探讨在不同文明和时期人们治疗疾病和保持健康的方式，展示当今医学科技的飞速发展和革命性突破，并且指出人类需要共同探索健康的终极秘密。通过本书，我们可以理解人类与健康之间的联系，从而更好地规划个人健康，关注全球公共卫生问题。

此外，本书提供了一个全景视角，帮助我们理解人类健康史的演进。通过本书，我们可以了解古人对疾病的神秘治疗方式，感受中世纪黑死病的恐怖，见证现代医学如何通过科学研究和技术进步，进一步推动人类健康的持续延展。本书强调医学发展的重要性及其对人类命运的重大影响，并且通过一个个医学案例，使得人类对古代疾病治疗方法的探索以及现代医学科技的创新深入人心。

《人类健康史》是一部极具启发性的著作。无论是对医学感兴趣的医生、学生、医学工程师及科技创新者，还是对人类健康和医学发展感兴趣的读者，都可以从本书获取丰富的知识。如果你正在寻找一部了解人类历史、医学知识与健康问题的著作，那么《人类健康史》非常适合你阅读。愿你在阅读中获得启迪，真正了解健康对每个人和整个社会的重要性。

愿健康与快乐伴随你！

申辛欣

2023 年 7 月 14 日

目　录

第三部分 21 世纪的三大健康问题

第四部分 21 世纪人类健康状况的倒退

前　言

　　加布里埃尔来看望她 97 岁的祖父安德烈，安德烈刚从一次跌倒中恢复过来。安德烈出生于 1924 年，破伤风疫苗就是在那一年研制出来的。1918 年的西班牙流感令安德烈的父亲死于呼吸系统衰竭，母亲将他抚养成人。多亏了这两个女人，安德烈在童年和青春期都拥有高度的安全感。他在 29 岁时得了肺炎，但依靠抗生素顺利地恢复了健康。与他父亲当年的情况相反，安德烈身上没有出现任何并发症。

　　安德烈过上了正常的生活，遇到了后来的妻子并有了 3 个孩子，包括出生于 1959 年的加布里埃尔的母亲。安德烈退休前一直在一家能源公司工作，他享受生活，从不担心自己的健康。众所周知，20 世纪 70 年代，心血管疾病导致的死亡率下降了。即使他 70 岁时被诊断出前列腺癌，也没有令他过于焦虑，治疗并没有明显降低他的生活质量。实际上，此前几年，当加布里埃尔的母亲被诊断出乳腺癌时，安德烈显然更加担忧。她的病情不严重，但她当时只有 30 岁，还没生孩子。家人担心抗癌治疗会导致她不育，或者未来怀孕会令癌症复发。加布里埃尔出生于 1995 年，一路健康成长。她的健康手册只记录了持续性的过敏性哮喘。

　　加布里埃尔告诉祖父，人类的平均寿命每年都会增加 1/4 年。如果她今天向人口统计学家询问她可能的死亡年龄，一些统计学家会考虑将 1/4 这个数字进一步延展，即她的预期寿命超过 90 岁。如果她对那些所谓超人类主义者提出同样的问题，线性延伸的答案将更加乐观，她的预期寿命肯定会超过 100 岁。

尽管如此，加布里埃尔需要明白一个事实：世界已经变得过于复杂，我们无法对这么遥远的事情进行任何预测。不确定性太大了，提出一个以世纪为单位的全球健康公式是不切实际的。现实情况是，加布里埃尔很有可能不及她的祖父长寿，预期寿命甚至根本无法接近她祖父现在的寿命。

健康史并不是医学史，以医疗保健为核心的医学史无法帮助我们全面了解人类健康的延展，因为健康只有 10%～20% 是由医学决定的。这一比例在之前的几个世纪里甚至更低。健康的其他 3 个决定因素是行为、环境和生物学。所谓的生物学因素，简单来说就是年龄、性别和基因。在取得最初的进步之前，人类健康深陷于一种持续的停滞状态。从 12000 年前的新石器革命到 18 世纪中叶，西方人类（"已知世界"人类）的预期寿命并没有发生显著变化，始终停留在 25～30 岁。直到 1750 年，这种历史性的"平衡状态"才发生了积极改变。多种因素使人类的生存条件发生巨大的变化，并导致寿命持续地延长。200 年前，瑞典女性以 46 岁的寿命保持世界纪录。2019 年，日本女性的平均预期寿命为 88 岁，排名世界第一。

即使没有达到这个纪录，工业化国家的国民现在也至少可以活到 80 岁，像加布里埃尔祖父这样接近百岁的老人已经不再罕见了。安德烈的健康和长寿取决于漫长的人类历史积累的进步。自 1750 年以来，每一代人都能比前一代活得更久一点，并为下一代活得更久做准备。本书讲述的正是这些进步。

本书的焦点在于健康状况的改善。因此，本书不涉及 18 世纪之前的整段历史。在那段历史中，人类预期寿命普遍停滞。此外，本书更多地关注西方，毕竟与生命健康相关的数据绝大多数来自西方世界。

持续延长的寿命

1750 年之后，人类寿命延长的规律性非常明显。战争和流行病过后，人类寿命曲线会立即恢复上升趋势。寿命的延长也减少了人类之间的自然不平等，尽管此后社会不平等会在一定程度上代替自然不平等。然而，寿命曲线看上去简洁的线条掩盖了三件事。

第一，在时间的长河里，寿命的持续延长是由不连续的原因造成的。人类被迫在不同时期采用不同方法来对抗健康状况不良和死亡。一些疾病被消除，而其他疾病紧接着出现，人们必须区别对待它们。

第二，寿命曲线醒目的线性状态会让人认为这条曲线在平稳地上升，而事实并非如此。在预期寿命大幅延长的每个阶段，都有相互矛盾的因素试图将曲线向下拉，而不是向上推。这条曲线最终的形态告诉我们，人类的反应是有效的，它使延长寿命的目标永久化。人类尽管有自己的不一致性，但似乎对改善生物学意义上的生命成瘾，并且无法忍受自己的寿命比父母的短。

第三个没有被包含在寿命曲线中的信息是曲线上尚未出现的点，即加布里埃尔这一代人的预期寿命轨迹。

不确定的未来

受普遍推理偏差的影响，我们通常倾向于认为寿命的持续延长不会停止。然而，这一趋势已经变得不确定。当现代人忙于自己的发展时，他们无意中引发了两种风险——行为风险和环境风险。这些风险的严重性巨大到成为元问题。行为风险包括吸烟、酗酒、缺乏运动和不良饮食习惯。环境风险指不同类型的污染和相对晚发生的气候变化，后者是一个不可逆的过程。这些风险并不都是刚出现的，但它们的影响程度已经达到前所未有的水平，造成了难以想象的健康负担，包括死亡、疾病和痛苦。

导致上述风险的原因主要是甚至可以说完全是人为的。这些问题证明工业社会产生的不健康因素与健康因素一样多。安德烈的女儿过早罹患的乳腺癌，甚至加布里埃尔的哮喘，或许就是佐证：哮喘的发病率在 30 年内增加了 2 倍。加布里埃尔的家族病史并不是没有根据的，它揭示了 21 世纪全球健康图景中的矛盾。

这种情况导致人类犯了一个战略性错误。人类为降低风险的影响做了大量工作，但在处理风险本身及其成因方面做得不够。因此，人类极大地降低了卫生健康支出的回报率：生产电脑的成本越来越低，延长几周生命的成本却越来越高。

本书试图解释的重点内容便是 3 个被寿命曲线的线性形态所掩盖的现象：（1）健康决定因素的演变；（2）健康状况的改善有时会损害人类自身；（3）未来健康的不可预测性。

新型冠状病毒感染疫情（以下简称"新冠疫情"）清楚地说明了人类过度操纵环境的后果。我们现在还无法对这种流行病是否会对人类健康和寿命产生持续性影响下结论，但它对健康造成的直接影响已经为人们所了解。判断这种流行病是否会改变世界还为时过早。西班牙流感并没有改变世界，尽管它的死亡率比新冠疫情的死亡率高得多。但我们可以肯定的是，新型冠状病毒（SARS-CoV-2）这类新病原体的出现与人类活动紧密相关。这一切绝非偶然，这种病原体的出现只是人类社会持续产生的且我们没有能力加以管理的风险之一。

本书并不想为人类应该做什么"开处方"。但当被问及我们如何走到现在时，它至少试图解释历史告诉了我们什么。我们已经准备好放弃一些得来不易的利益。通过接受隔离和关闭企业，人们证明健康也能够成为首要任务。与现代历史上经济一直作为政治决策主要标准的其他时期相比，这是一项真正的创新之举。大多数国家第一次明确选择暂缓经济活动，造成了巨大的、无法挽回的经济损失。它们唯一的目标是拯救生命。如果我们想继续以牺牲经济为代价确保健康，就应该了解什么样的举措是有效的、什么是无效的。充分了解健康的历史决定因素对公共行动至关重要。它将弥补我们最棘手的弱点之一，即缺乏想象力。

第一部分

微生物时代

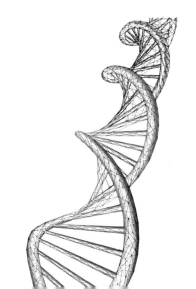

第一章

从史前到前工业化时代：预期寿命30岁

史前和前工业化时代，人类的平均健康状况非常糟糕。大多数（约999‰）智人生活在严重的健康不安全中。当时人类生物形式的健康普遍保持着一种稳定的低下水平。拥有健康的身体尚属难以实现的愿望，就更别提改善健康状况了。现有的历史数据无法得出准确的量化信息。虽然重建某些生命统计数字非常困难，但研究人员认为，在大多数国家和地区，当时的预期寿命，即某一时刻可预期的平均寿命是25~30岁。

一些平均值比另一些平均值更具有欺骗性，平均寿命就是典型的例子，因为数据之间存在很高的离散度。25~30岁的平均寿命几乎完全无法反映史前和前工业化时代人类的个体状况。这一数据并不意味着几乎每个人都会在25~30岁死去——事实上甚至相当罕见，这只是对差异极大的数据的最终计算结果。婴儿的死亡率在当时居高不下。19世纪前，可能至少有一半儿童在10岁之前死亡。许多儿童甚至在极幼时就夭折了，也就是在他们出生后的第一年内。这种婴儿高死亡率解释了一个历史事实：长期以来，人在15岁时的预期寿命一直高于出生时的预期寿命。[1] 童年是一个陷阱，留住的生命几乎和它所放弃的生命一样

---

[1] Angus Deaton, *La Grande Évasion. Santé, richesse et origine des inégalités*, PUF, 2015.

多。一旦儿童跨过了这个"死亡谷",他们就可能活得比平均寿命的年限更久一些。

死亡的 3 个主要原因：微生物感染、营养不良和暴力

在史前和前工业化时代,即 18 世纪末之前,人类健康的不良状态导致一些疾病长期存在。与今天多样化和频繁发生的疾病正相反,当时大量死亡是由有限的原因造成的,其中的三大主要原因是微生物感染、营养不良和暴力。

微生物感染表现为地方病和流行病。地方病意味着少量微生物疾病在一定区域内的人群中正常地持续存在。除了这种正常情况外,人群中还经常出现局部的流行病,形成患病率和死亡率的高峰。流感、结核病、天花、麻风病、霍乱和瘟疫都是有历史记载的微生物感染的例子,这些感染在过去死亡率很高,而且往往演变成地方性流行病。后者持续存在,有时甚至会衍生出更多疾病。

然而,史前和前工业化时代的人类并不知道微生物①的存在,部分原因是人类在很长一段时间内未掌握观察微生物的技术手段。大多数人相信瘴气,后者从词源上解释为"糟糕的空气"。当时的空气被认为是有害的,因为它闻起来很臭,而且导致疾病。人们认为瘴气是物质分解的产物,感官上明显的恶臭就是佐证。前工业化时代的人们认为邪恶从天而降,这便是流行病(épidémie)一词的词源(希腊语 epi 意为覆盖,demos 意为众人)。这种认识令人们高估了不可抗力带来的风险,低估了自身层面的风险,比如人相互

---

① "微生物"、"细菌"、"病原体"或"传染性病原体"是同义词。它们通常在本书中互换使用。

接触带来的卫生问题。这种长期的历史错误解释了为什么几千年来，史前和前工业化时代人类无意中忽视了微生物传播的一个基本机制——粪口传播。

健康状况不佳和死亡的第二个主要原因是营养不良。营养不良曾长期存在，并具有地方性流行病的特征。但更重要的是，气候影响导致的饥荒使情况更加恶化。营养不良并非完全与微生物问题无关，它们一直保持着生物学上的联系，这对统计数据产生了影响。营养不良与微生物问题之间的生物关联是双向和相辅相成的，只要条件允许，它们就会协同作用。营养不良的人更容易受到感染及其并发症的影响，感染则会加剧营养不良。总的来说，人口死亡率的升高超过了这两种现象的简单叠加。

最后，暴力，特别是战争，曾经频繁成为人类死亡的主要原因之一。它们虽不是医学意义上的疾病，但对人类健康的影响巨大。

一个重要的事实是，长期以来，医学对个人健康并没有显著影响，对人口健康的宏观影响更小。医学发展的历史与各时代反映人类健康状况的数字之间没有恒定的关系。医学界始终存在先驱，他们提出了引人注目的论点，无论它们是对还是错，总是充满智慧。希波克拉底（Hippocrate）、阿维森*（Avicenne）和安布罗斯·帕雷（Ambroise Paré）是史前到前工业化时代最著名的先驱。尽管他们工作出色，但他们的伟大发现并未对人类健康产生可衡量的影响。他们的历史重要性毋庸置疑，但他们没有留下任何统计数字。大多数人经历过医疗和外科手术，这些操作在当时即便不是非常危

---

* 阿布·阿里·侯赛因·本·阿卜杜拉·本·哈桑·本·阿里·本·西那（简称伊本·西那）是塔吉克人，中世纪哲学家、医学家、自然科学家和文学家。欧洲人根据其名字的希伯来语发音尊称他为阿维森或阿维森纳（Avicenna）。——译者注

险的，也是异常低效的。

正如前言所写，健康由 4 个因素（医学、生物学、环境和行为）决定，但在史前和前工业化时代只有两个因素对健康产生了影响：环境和行为。环境是微生物的"蓄水池"，人们不知道如何与之斗争，也没有很好地利用环境资源来获取食物。最后，现有的历史数据表明，无论是日常暴力还是战争，暴力行为都远比今天频繁，完全可以被视为一种地方性流行病。

约翰·格劳特和人口统计学的开端

> 可获得的人口数据和一种简化主义方法的发展，以及培根和笛卡尔的思想，为将人口思维应用于卫生数据这一关键阶段创造了条件。
>
> 阿尔弗雷多·莫拉比亚（Alfredo Morabia），
> 《流行病学 350 周年纪念：1662-2012》，
> 引自《流行病学》（*Epidemiology*），2013

约翰·格劳特（John Graunt，1620-1674）对人口健康进行了第一次量化和系统估算。格劳特出生在伦敦，被视为人口统计学和流行病学①之父，后者相对鲜为人知。格劳特和他的朋友威廉·佩蒂（William Petty）从伦敦著名的"死亡报告单"（bills of mortality）中提取了 50 年的数据，进行了第一次重要的统计分析。不过，"统计"和"人口统计"这两个术语在当时尚不存在。伦

---

① 流行病学是一门关于人口健康的科学。从词源学上来看，它是一门关于人口会被什么疾病影响的科学，而非针对流行性疾病本身的科学。

敦 130 个教区每周都有死亡报告单。① 在每页死亡报告单上都有两类数据：死者的信息和可能的死亡原因。死亡报告单所报告的死亡原因通常只标出症状（"发烧""呕吐"）或相关器官（"牙齿""胃"）。

格劳特编制了第一个死亡统计表，这是人口学分析的核心工具。他的著作《对死亡报告单的自然和政治观察》于 1662 年出版。最初的工作异常艰难，因为被检视的材料分散在数千张没有排序的纸上。在纠正了分类错误之后，大量前所未见的信息浮出水面。格劳特是第一个报告新生男孩比新生女孩多的人。他还指出，女性看医生的次数是男性的 2 倍，但男性的死亡率更高，这是健康史上一个反复出现的现象。他证明了伦敦的人口增长是由移民造成的。最重要的是，他确认了自己的直觉，即瘟疫的发生和致死都是随机的。这种不正常的情况促使他提出了瘟疫的环境根源。格劳特关于瘟疫的另一个发现是，瘟疫年代人口数量减少，但这些损失会被随后几年出生人数的增加所抵消。

格劳特还注意到他没有预料到的另一件事：如果不考虑瘟疫的暴发，人类的死亡原因实际上是稳定的。格劳特发现了地方病这类疾病，但没有为它命名。历史文献表明，他痴迷于人口死亡率趋势的可预测性。② 此外，他还将瘟疫之外的其他死因称为"慢性疾病"。现在看来，格劳特的错误具有讽刺意味。他猜不到的是，当时的疾病和死亡通常都是由微生物引起的，这与我们现在所谓的慢性疾病正好相反。

---

① Niall Boyce, "Bills of Mortality: Tracking Disease in Early Modern London", *The Lancet*, 2020.

② Alfredo Morabia, "Epidemiology's 350th Anniversary: 1662–2012", *Epidemiology*, 2013.

　　简言之，急性疾病往往是由微生物引起的，大多数慢性疾病则不是，英国人称之为非传播性疾病。格劳特之所以认为有些疾病是"慢性"的，是因为它们看上去似乎永远不会消失。事实上，微生物突然侵入人体，患者很快就会死去。

第二章

1750～1830年：健康状况得到初步改善

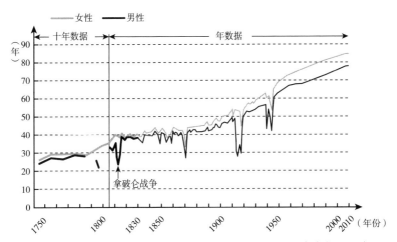

图2-1　1750～2010年法国人出生时分性别平均预期寿命变化（1）*

资料来源：法国国立人口研究所（INED）数据。

欧洲死亡率首次下降

从18世纪中期开始，情况发生了显著变化：至少在欧洲，随后在美国，人们的健康状况得到了改善。虽然25～30岁的预期寿命是大约8000代智人的常态，但死亡率终于下降，预期寿命开始延长。第一个健康延展时期（1750～1830年）充满变化，但总体

---

* 图2-1、图4-1、图5-1和图10-1中的加粗部分表示强调。——译者注

来看，预期寿命曲线呈现轻微上扬的态势。健康延展的过程伴随着倒退，寿命缓慢增加且这种状况不甚显著，毫无规律可言，却很真实。乔治·罗森（George Rosen，1910－1977）是一位美国医生，撰写了一部关于公共卫生史的重要著作。[①] 他认为 1750~1830 年是一个关键时期，它构建了全球健康的未来，并且是一种"持续对人类产生影响的遗产"。

人口统计学家研究了几个欧洲国家的资料，并将其转化为历史数据。[②] 这些零散和异质化的数据仍然存在很大的不确定性，但它们的确有助于相关国家了解这一时期的死亡率情况。人口统计学家使用直接数据和间接数据来源进行研究。最直接的数据来源是民事登记。不过，不同国家的民事登记制度存在差异。斯堪的纳维亚国家比其他国家更早开始实行这个制度，因此它们的统计数据更早：芬兰从 1722 年开始实行这个制度，丹麦、冰岛和挪威从 1735 年开始实行这个制度，瑞典则从 1736 年开始这么做。

间接数据的使用被称为"重建法"。它实际上是一种纠偏，因为现有的数据无法满足需要。这些"重建"的数据通常是教区关于洗礼、婚姻和死亡的记录。基于这些数据，人口统计学家试图追踪死亡率，通过推断得出总体结论。法国和英国的人口统计学家就是这样做的。其他欧洲国家，如德国、意大利或西班牙，没有类似的数据，但随后可获得的数据表明，这些国家的死亡率较晚开始下降。人口统计学家根据这种差异做出假设：最先建立数据系统的国家也是那些更早改善健康状况的国家。他们指出："测量正是为了了解。"[③]

---

① George Rosen, *A History of Public Health*, MD Publication, 1958.

② Jacques Vallin, *Annales de démographie historique*, Société de démographie historique et EHESS, 1989.

③ 引自英国物理学家威廉·汤姆森（William Thomson），亦称凯文勋爵（Lord Kelvin）。

与重建法相比，直接数据分析有两个优点：直接数据的质量更好，这类数据涉及的范围也更广。特定国家可以获得理论上更详尽和全面的数据，统计结果由此更具普遍性和说服力。相反，教区资料是不完整的，很容易出错。教区的数据局限于本地且禁不住推敲，其统计结果的不确定性可能更高。人口统计学家利用这两种数据来源——公民登记册和教区登记册，编制了上述所有国家的死亡率表格。由此，在保持谨慎的前提下，学者们可以比较这些欧洲国家在罗森时期（1750~1830 年）的死亡率。人口死亡率的下降似乎早在 1750 年就开始了。然而，这些比较结果显示出当时欧洲人口死亡率的两个主要特征：同一国家内人口死亡时间的不规律性，以及不同国家之间的异质性。

同一国家内人口死亡时间的不规律性在图上表现为曲线的剧烈波动。曲线的高峰反映了饥荒和流行病造成的死亡危机。欧洲当时仍然是一个健康问题严重的地区。不过，人们同时观察到，这些高峰的间隔越来越长，也就是说危机越来越少。人类开始通过减缓危机来改善健康状况。

此外，这些危机似乎因国家而异。人口较多的国家危机程度较轻，人口数量可能会稀释危机的严重性。英国似乎没有法国那么脆弱。芬兰对危机特别敏感，可能部分因为它的气候。在某些年份，芬兰可能会失去 8% 的人口，这相当于法国在 2021 年有超过 500 万人死亡。[1] 然而，危机间隔的拉长已经对死亡率产生了数学上的影响。这些国家——法国、英国和斯堪的纳维亚国家——花费更多时间来使人口死亡方式趋于"正常"，即平缓期的非危机死亡。

---

[1]　近年来，法国每年有 55 万~60 万人死亡。由于出现新冠疫情，2020 年是一个例外（2020 年有 65.4 万人死亡）。

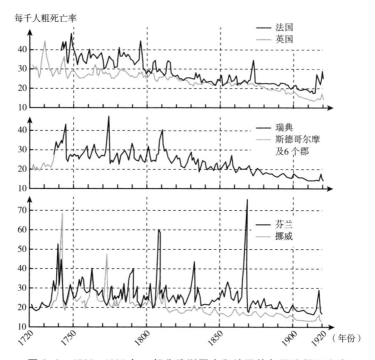

每千人粗死亡率

图 2-2　1720～1920 年，部分欧洲国家和地区的年平均粗死亡率

资料来源：J. Vallin，«La mortalité en Europe de 1720 à 1914：tendances à long terme et changements de structure par sexe et par âge，Annales de démographie historique，1989»，*Le déclin de la mortalité*。

　　欧洲的人口死亡率的另一个主要特征是不同国家之间的异质性。国家之间的差异既体现在死亡率曲线的起点水平上，也体现在其轨迹上。英国的重建数据显示，18 世纪中期英国的人口死亡率低于法国的人口死亡率。这些评估表明，与法国相比，英国赢在了起跑线上。但这一假定的优势遭到了负责法国死亡率统计分析的法国人口学家路易·亨利（Louis Henry，1911-1991）的质疑。为否定两国国民的健康状况存在初始差异，他指出了方法论存在的问题。①

亨利认为，英国的估算有两个错误：没有考虑到人口流动因素，以及低估了婴幼儿死亡情况。一方面，亨利认为英国的研究忽略了人口学研究的第三个指标（前两个指标是出生率和死亡率）——人口流动。由于英国的数据都是地方性的，人口流动可能令分析和结果产生偏差。离开英国的人并未在该国去世，因此他们的死亡没有被计入死亡率。另一方面，根据亨利的说法，同样的研究并没有纠正一个重要的缺失，即对婴幼儿的埋葬情况记录不全。英国历史学家有可能因为忽略了一部分婴儿死亡率，而高估了英国人的健康状况，并错误地认为英国人的健康状况比法国人的健康状况更好。总之，我们不能完全确定英国 18 世纪的人口死亡率与同时期法国的人口死亡率差别如此之大。

国家之间的差别不仅体现在国民健康的初始状态，还体现在其变化过程。人口死亡率下降的形式因国而异：在瑞典，人口死亡率下降似乎遵循某种规律；但在法国和英国，人口死亡率下降是不连续的。这一简单的总结说明了全球卫生状况得到改善以来的历史。一个国家国民的初始健康水平无法说明它的后续发展情况。有些国家最初承诺改善国民的健康状况，后来却对其造成了损害。国家之间的差距可以通过努力缩小，但改善人口健康状况的先机一旦失去便无法重来。

变化的根源：启蒙运动与革命

人类健康史上的第一次提升需要一个允许变革的环境。这种新

---

① Louis Henry, Didier Blanchet, «La population de l'Angleterre de 1541 à 1871», *Population*, 1983.

的背景可以用"启蒙运动"与"革命"这两个词来概括。理论先于实践，改变必须在认知上成为可能。启蒙运动提供了激发这种变化的智性手段，提出了新的思想和知识。法国领导了这场运动，狄德罗（Diderot）、伏尔泰（Voltaire）、达朗贝尔（d'Alembert）和卢梭（Rousseau）是其中的先驱。启蒙运动提出智力的社会价值，强调系统性的怀疑和理性。狄德罗在《百科全书》的某一章中指出，人口的下降或增长在很大程度上受到婴儿死亡率的影响。在他看来，重视人口增长的君主也必须关注婴儿死亡率。狄德罗还为健康和疾病保险体系的必要性进行了辩护。

另一个促进健康发展的事件是法国大革命，它的影响不仅限于法国。乔治·罗森以 20 世纪美国人的眼光指出，尽管 18 世纪末的欧洲很复杂，但其国家有一个共同点："变革被认为是不可避免的。"启蒙运动使进步成为可能，革命激起的则是人们对进步的渴望。

1750 年后欧洲人的死亡率是如何下降的？答案必然是不确定的，但历史资料给了我们一些重要的线索。我们可以将所发生的情况归结为三点：一些人、一类疾病和一系列措施。

"一些人"指的是儿童。健康状况最先改善的是最年轻的人。儿童死亡率曾在很长时间里居高不下。人口学家估计，在 1750 年的法国，居民在 10 岁之前死亡的风险接近 50%。[①] 通过降低婴儿死亡率，人类从一开始就在不知不觉中且几乎是无意中瞄准了将寿命曲线下拉得最多的因素。纯粹出于数学原因，婴儿死亡率对平均寿命有不成比例的重要影响。统计学上的平均值对极端情况很敏感。从逻辑上讲，拯救更多的孩子是降低死亡率最有效的方法。

---

① 目前，在法国不满 1 周岁的婴儿的死亡率低于 4‰。

"一类疾病"指的是微生物疾病。它们在导致人生病和死亡的原因名单中排名遥遥领先，尤其对于儿童来说。

三点中的前两点——儿童（尤其指婴儿死亡率）和微生物疾病——已经得到充分证实。不过，虽然它们让我们了解到死亡率的重要成因，但没有解答死亡率是如何下降的。这就引出了第三点——"一系列措施"，即降低传染病死亡率的行动。为回顾和理解健康的决定因素，我们必须采取十分谨慎的态度，但可以确定的是，公共卫生措施起到了决定性的作用。历史和人口研究表明，1750 年以后，为数不多的变化——垃圾处理、饮用水供应、更好的营养和对天花的防治——使人们的健康状况得到了改善。我们将在下文详细讨论这 4 个变化。所有这些变化都是在群体层面发生的，尽管它们的结果最终有利于个人，但方案是以整体人口为基础制定的。简单地说，在这段时间里，健康状况的改善几乎与医学毫无关系，后者其实并没有取得任何进展。但要实施这些公共卫生措施，就必须有人做决定。人类需要针对卫生的政策。

卫生政策的诞生

18 世纪之前，卫生政策的概念几乎不存在。国家或君主只有两个基本职能：索取和惩罚。[1] 他们通过征税来收取资金、获得物产，甚至征用人民来组建军队。他们以独裁甚至不人道的方式进行惩罚。国家或君主对第三种基本职能的投入遵循相反的逻辑，不是负向的，而是正向的。国家或君主开始想要给予，而不是索取。这

---

① Aquilino Morelle, Didier Tabuteau, *La Santé publique*, PUF, coll. «Que sais-je?», 2017.

种新的权力野心后来被米歇尔·福柯（Michel Foucault, 1926-1984）理论化。他把它命名为"生命权力"或"生命政治"，这是国家干预人们生活的一种新形式。[①]

正如福柯对18世纪的描述，以及后来几乎系统地证实的那样，"生命权力"的目的是谋求私利。"生命权力"不是为了健康而追求健康，它的运作更多基于深谋远虑而不是信念。它的关注点之一是增加人口以提高生产力。18世纪，国家谋求发展，但经济发展受到了人口不良健康状况的严重阻碍。

经济增长以外的因素也起了作用，但可能只是局部的，影响力或许不像经济那么大。恐惧常常是政治家采取行动的动机。人们对叛乱的恐惧促使一些欧洲国家的政府采取了有利于健康的改革措施。人们对流行病的恐惧，尤其是对霍乱的恐惧，也被历史学家解释为政府采取措施的动因。巴黎政治学院的社会学家亨利·贝杰隆（Henri Bergeron）和帕特里克·卡斯特尔（Patrick Castel）解释说，现代国家的"生命政治"抱负与现代国家更好地了解其人口的计划是一致的，但这也是维护其权威的一种方式。[②]

"生命权力"在哲学上从来都不是纯粹的，但这并没有妨碍它产生效力。如果没有政治干预，人口健康可能不会像1750年前后那样取得进展。只有科学或市场是不够的，国家需要更多的干预带来改变。如果没有卫生政策，人类健康几乎永远得不到改善。在卫生领域的每一个转折点，国家都进行了决定性的干预，尽管它并没有达成所有应尽事宜。

[①] Michel Foucault, *Naissance de la biopolitique. Cours au Collège de France, 1978-1979*, EHESS/Gallimard/Seuil, 2004.

[②] Henri Bergeron, Patrick Castel, *Sociologie politique de la santé*, PUF, 2018.

城市的状况

18世纪，体现"生命权力"的第一个关键措施无疑是整治城市。纵观人类历史，共同生活意味着共同健康，大多数残疾和疾病与社区有关。此外，当时国家公共卫生被称为"社会医学"[1]。城市是人口健康状况不良的"孵化器"，在很长一段时间里，城市死亡率高于农村地区死亡率（现在情况则正好相反）。历史学家和文学家都描述过前工业化城市的肮脏。前工业化城市的扩张程度尚低，但城市的环境已经毒害人体。房屋缺乏一切必要设施，没有充足的光线和充分的通风条件，下水道缺失或破旧不堪。饮用水的供应，甚至仅仅是清洁水的供应，一直是难以解决的问题。

最初的公共卫生行动始于基本层面：改善饮用水供应情况和修建卫生设施。这一概念和补救措施并非当时的创新，我们在新石器时代、古希腊、古代中国和古罗马都找到了相应的遗迹。古罗马的公共卫生模式被历史学家认为是最早和最复杂的卫生模式之一。人们在印加人的居住区还发现了被乔治·罗森称为"公共卫生工程"的排污系统和浴室设施的废墟。罗森指出，中世纪的一些城市已经建立在"合理的公共卫生体系"的基础之上。[2] 启蒙运动之后，城市卫生再次得到发展。供水不足和排污系统的不完善，为公共卫生状况的改善带来了巨大空间。罗森认为，供水设施的安装往往先于排污系统。不同的城市或国家的清洁水的输送和污水的排放可能存在5~50年的时间差。人们努力地改善垃圾处理情况，城市垃圾散

---

[1] Michel Foucault, *Naissance de la biopolitique. Cours au Collège de France*, *1978 – 1979*, EHESS/Gallimard/Seuil, 2004.

[2] George Rosen, *A History of Public Health*, MD Publication, 1958.

发出难闻的气味，传闻中的城市垃圾对人体的毒害程度比实际情况更糟糕。

这种城市公共治理方式有着非常显著的好处：它并没有任何具体的指向性。公共卫生措施不针对任何特定疾病，而是在不知不觉中针对所有由微生物引发的疾病。公共卫生措施的一个特征是几乎天生具有普遍性。公共卫生措施当然有局限，但它的好处是覆盖范围极广。这种公共治理方式的设计不仅为解决单一问题，而且为解决多个问题。这样做不但使人们获得了卫生层面的利益，而且非常经济实惠。由于选择性低，18 世纪的社会医学很快就获得了极高的效益。它的投资高，但收益更高。

具有讽刺意味的是，彼时城市的公共治理方式基本上是基于错误的假设。当时主导人们信念的是瘴气理论。虽然传染理论自 16 世纪以来就存在，其错误程度也要低得多，但始终属于少数人的认知范畴。传染理论者注意到疾病可以由一个患者"传递"给另一个患者，他们认为这是一个"看不见的生命过程"。[①] 非传染理论的实践者也观察到疾病可转移的特性，但他们认为疾病是通过环境传播的，并对瘴气这一环境因素深信不疑。不过，瘴气理论的谬误并没有影响到公共卫生措施的正确性。即便出发点不能说完全合理，但城市的公共卫生治理确实收到了成效。除卫生设施外，新出现的医院数量不多却非常重要，门诊的创建（尤其是在英格兰）以及人们对心理健康的最初关注，也对公共健康的发展有所助益。

这种欧洲社会医学的起源是共同的（受启蒙运动的影响），但

---

① Chantal Julia, Alain-Jacques Valleron, "Louis René Villermé (1782-1863), A Pioneer in Social Epidemiology: Re-analysis of his Data on Comparative Mortality in Paris in the Early 19th Century", *Journal of Epidemiology and Community Health*, 2010.

不同国家的表现各异。福柯很好地描述了英国、德国和法国在社会医学理论和实践上的差异。当时，各国还没有试图相互模仿。普鲁士的公共卫生观念颇具专制作风，其他讲德语的州也效仿了这一作风。"医疗警察"一词于 1764 年出现在普鲁士，其先锋是约翰·彼得·弗兰克（Johann Peter Frank，1745-1821）。对他来说，政治议程非常明确：国家必须是一种绝对概念。① 他受到启蒙运动的影响，但不认同法国大革命的民主理想。他的理念坚定不移：国家统计、医生培训、医生执业控制都是为了建立一个"完整的医疗管理体系"，这正是他 1779 年出版的专著名。

在法国，社会医学是以城市条件为导向的。法国人一直在努力改善城市公共卫生空间。法国大革命后，法国在约瑟夫·吉约坦（Joseph Guillotin）博士的倡议下成立了一个卫生委员会，断头台（Guillotine）就是以他的名字命名的。②

最后，英国的做法显示出它对劳动产品的执念。英国的社会医学以劳工为中心，"劳动力"（workforce）一词很可能就是在这一时期出现的。健康已经明确成为一种经济要素。英国社会医学的管理更多依赖权限分明的地方政府，而不是一个几乎不存在的国家。正如乔治·罗森所写，当时的英国政府"非常狭隘"。

18 世纪末，许多欧洲城市的卫生和生活条件有所改善。这种改善具有不确定性，也远远不够，但 18 世纪的卫生条件比 50 年前的强太多了。人的健康指标趋于上升：死亡率，尤其是婴儿死亡率开始下降。医学并没有进步，但人类健康状况得到了第一次改善。

---

① Elizabeth Fee, in George Rosen, *A History of Public Health*, MD Publication, 1958.
② 约瑟夫·吉约坦推广断头台，并强调这是为了减少死刑犯的痛苦。

第三章

主动免疫

公主确信这一试验是有用的，于是让她的孩子们接种了疫苗。英国也效仿了她的做法，从那时起，至少有 10000 个家庭的孩子因女王和蒙塔古夫人而免于感染天花，同样多的女孩也把她们的美丽归功于她们。

伏尔泰，《哲学书简》

"以恶治恶"：人痘接种法

天花，有时也被称为红死病或小痘，曾是一场持续的灾难。它自古以来就为人所知。最古老的、被记录下来的案例是法老拉美西斯五世（Ramsès V），他的木乃伊脸上清晰可见的痕迹证明了天花很早就存在。

天花具有高度传染性，特别是对人类来说，它会引起发烧和肌肉疼痛等常见的病毒症状。最重要的是，它杀死了 20%～40% 的感染者。即便它不取人性命，也会损伤肢体或致残。它会在患者脸上留下不规则的痕迹，更罕见的甚至会导致患者完全失明。天花首先是一种致命的地方病，之后演变为地方性流行病。[①] 17 世纪末以

---

① Roger Dachez, *Histoire de la médecine. De l'Antiquité à nos jours*, Tallandier, 2012.

后，它变得更加"咄咄逼人"。儿童在天花面前非常脆弱：伦敦的死亡记录显示，50%天花导致的死亡发生在 5 岁以下的患者身上。据估计，18 世纪欧洲有 6000 万人死于天花。瑞典的数据表明，它每年夺走该国 10%的儿童的生命。

　　控制天花的最初方法是人痘接种法。两个观察结果推动了疫苗接种的实践。第一，人们怀疑并确认了这种疾病的传染性。尽管瘴气理论占主导地位，但传染理论者认为，天花患者可以使非患者生病。第二，就像其他疾病一样，免疫现象已经被注意很长一段时间，那些天花幸存者似乎再也不会得这种病了。耶鲁大学医学史教授弗兰克·斯诺登（Frank Snowden）解释说，这种免疫力更容易被观察到，因为过去的患者数量众多，而且容易识别。① 天花对身体的损伤是直观可见的，幸存者遍布整个社会。对比观察非常简单，这种比较的结果明显，免疫统计数据也很直观。

　　"以恶治恶"的想法逐渐浮出水面。人们通过接种引起轻微症状的天花疫苗，可以预防引起严重症状的天花。对减毒的理解将在很久以后被路易·巴斯德（Louis Pasteur）科学地证明。这一理论推动许多社区采用人痘接种法，它与顺势疗法相似，但后者当时尚未出现。② 当时的人痘接种法是从病情较轻的患者身上提取生物材料，通常是脓疱的内容物，再将未患病的人暴露在这种材料之下。不出意外的话，接种过的人会在接种后 10 天左右患上轻型天花，并持续几周。然后他们就有可能不再得这种病。

---

① Frank Snowden, *Epidemics and Society. From the Black Death to the Present*, Yale University Press, 2019.

② Scott H. Podolsky, Aaron S. Kesselheim, "Regulating Homeopathic Products-A Century of Dilute Interest", *The New England Journal of Medicine*, 2016.

历史学家注意到人痘接种有很多种方式。采集的材料、接种区域、接种周期或其他技术细节似乎因文化而异。人痘接种法并没有被标准化。早在波斯人和中国人接种人痘之前，人痘接种法就已经被实践了，但直到18世纪它才在欧洲出现。玛丽·沃特利·蒙塔古（Mary Wortley Montaqu，1689-1762）夫人推动了人痘接种在欧洲的实践。她的哥哥于1713年死于天花。蒙塔古夫人于1715年战胜天花活了下来，原本很漂亮的她，外貌受到了天花的损伤。第二年，她的丈夫被任命为土耳其大使，她陪同丈夫前往土耳其。1717年，她对人痘接种产生了浓厚的兴趣，并称之为"嫁接"。1718年3月，她让自己的儿子在君士坦丁堡接种了人痘。这次接种没有引发任何重大并发症，并且对人体起到了明显的保护作用。蒙塔古夫人聪明、有魅力，因此很有影响力。她成为人痘接种的积极倡导者和女权主义者。1721年，她回到英国，推动国王乔治一世对人痘接种产生兴趣。同年8月，英国对一些被判处死刑的人进行了违背伦理的实验。他们被提议进行一场简单的交易：接受人痘接种并能活下来的人将重获自由。其中的六七人接受了接种。几周后，他们都还活着而且对天花病毒免疫了，因此得到了赦免。随后，大众被建议接受人痘接种。1722年，蒙塔古夫人成功地说服威尔士王妃让她的两个女儿接受人痘接种。这一事件对人痘接种的推广至关重要。媒体对政治人物及其家人接种疫苗的报道自此成为经典操作。

人痘接种迅速扩散到整个欧洲甚至美国。众所周知，意大利、荷兰、瑞典和俄罗斯都采用了人痘接种。本杰明·富兰克林和托马斯·杰斐逊支持这种做法。乔治·华盛顿似乎一度犹豫，之后也下令在军队里实行接种。根据斯诺登的说法，人痘接种是"自文艺复兴时期实施抗瘟疫措施以来，对流行病采取的第一个明显有效的策略"[1]。接种大大减少了感染造成的死亡。在法国,尽管伏尔泰极力说服人们接受人痘接种,但人痘接种仍经过很长时间才得到普及,伏尔泰自己也染上天花并幸存了下来。数学家丹尼尔·伯努利（Daniel Bernoulli, 1700—1782）建立了人痘接种效用的人口统计学模型,以便令人痘接种实现大众化。[2] 直到1774年路易十五去世,路易十六和他的兄弟们才被紧急采用人痘接种法。

人痘接种刚刚开始得到普及,就出现了基于错误认知而产生的异议,以及毫无来由的恐惧引发的批评,有些观点其实是合理的。这种将事实和谬论掺杂在一起的论调成为反对主动预防措施及反疫苗声浪的主要特征之一。一些真实事件——有时被科学家笨拙地忽略了——被利用了。它们要么受到错误推理的影响,要么与捏造的事实混在一起,形成反对接种的论点。这种掺杂了一点真实和很多虚假的论点很早就被用来对抗人痘接种。

尽管人痘接种被确认有效,但它确实包含两种风险。一种是对接种者的风险,另一种是对民众的风险。接种者染上的天花病毒可能不够温和,因此是严重甚至致命的。历史学家估计这种风险发生概率在1%～5%。这意味着,虽然人痘接种不完全安全——除了非活性治疗外,没有任何治疗方法是完全安全的——但它的危险性仍然比天花本身低400%到2000%。然而,意外并不算罕见,拥护人痘接种的人与其反对者无法达成共识。第二种风险是大众层面的。天花具有传染性,接种疫苗的人依然可以将

[1] Frank Snowden, *Epidemics and Society. From the Black Death to the Present*, Yale University Press, 2019.

[2] Daniel Bernoulli, «Essai d'une nouvelle analyse de la mortalité causée par la petite vérole, et des avantages de l'inoculation pour la prévenir», *Histoire de l'Académie royale des sciences*, vol. Ⅲ（2）, Imprimerie nationale, 1766.

自己身上的温和病毒传给他人。衰减的病毒继续传播，很可能再次变得致命。在英国和法国，这两种风险都令议会有理由采取措施，避免在城市进行人痘接种而只在乡村进行。

牛痘接种的巨大影响

爱德华·詹纳（Edward Jenner，1749—1823）是一名乡村医生，和许多人一样，他知道有一种动物疾病接近天花，英国人称之为牛痘。这种病的法文名称也与奶牛相关。牛痘的特点是动物的乳房上长脓疱。这是一种温和的牛天花。天花病毒只感染人类，牛痘病毒通常（但不完全）传染牛，也可以传染人。挤奶工人有可能感染牛痘，其手和手臂也就是接触牛痘的部位长出水疱。但他们似乎可以完全自愈，不会留下任何后遗症。民间的观察结果显示，传染人类的牛痘可以预防天花。早在18世纪60年代，英国和其他地方就流传着许多证实这一现象的文献。一种水疱对另一种水疱的并发症具有免疫效力，这就是早已确立的交叉免疫理论。

交叉免疫与交叉反应有关。针对一种病原体的抗体可能不是完全特异性的。如果有另一种病原体具有相同或相似的抗原，抗体就会识别它。然而，抗体的保护功能是保守的，它更倾向于模仿而不是创新。相似性带来的识别错误促使抗体扩大了对个体的保护。免疫系统就这样被欺骗了，但结果对它自身是有利的。我们现在知道天花病毒和牛痘病毒属于同一科，它们都是正痘病毒。流感是交叉免疫起作用的另一个例子。这种交叉免疫解释了为什么尽管病毒频繁突变，人类在长时间内还能部分抵御它。

詹纳在实践人痘接种的时候已经对牛痘产生了兴趣。在广泛观察的基础上，詹纳增加了两个基本步骤：更加精准的观察和分步骤的实验。他首先详细描述人类感染的牛痘，收集了大量患者的个人信息。这使他确认了牛痘的良性特性和对天花的免疫作用。经过长时间的观察，詹纳决定采取治疗措施。他分两个阶段进行实验。首先，他给那些通常由于与奶牛接触而自然感染牛痘的患者接种人痘。虽然人痘接种产生了明显的副作用，但这些人在整个过程中没有表现出任何天花症状。未观察到不良反应这一事实强化了牛痘与天花交叉免疫的理论。

积累了足够的信息后，詹纳开始实施下一步。他已经证明，牛痘接种似乎和人痘接种一样有效，但更安全。在治疗的正面和负面效果之间寻求最佳平衡是医学的永恒原则。对药品和医疗设备的评估总是基于这种平衡。[①] 但詹纳必须使他的想法切实可行。他再次进行实验，试图通过人类而不是直接通过动物生成免疫力。

1796 年 5 月 14 日，他从感染牛痘的农民萨拉·内尔梅斯（Sarah Nelmes）手上取了一个水疱，并通过手臂上的切口把牛痘疫苗接种给 8 岁的詹姆斯·菲普斯（James Phipps）。詹纳只观察到轻微的局部和全身反应。起效期过后，詹纳两次尝试将天花病毒传染给小詹姆斯。这个男孩通过安全有效的接种过程，对天花拥有了免疫力。[②] 詹纳成功了。这种治疗安全有效，且相对方便。

詹纳尝试发表论文，并将其提交给科学类杂志，但由于实践积累不足而遭到拒绝。他等了两年，才在大约 15 个人身上通过一对

[①]　Audrey L. Gassman, et al., "FDA Regulation of Prescription Drugs", *The New England Journal of Medicine*, 2017.

[②]　1774 年，英国农民本杰明·杰斯蒂（Benjamin Jesty）也做了类似的手术。他用感染了牛痘的奶牛脓疱材料给妻子和两个儿子接种了疫苗，他们永远不会感染天花。但杰斯蒂没有发表他的实践成果，也从未试图复制这种操作。我们不清楚詹纳是否对杰斯蒂的这次家庭治疗有所了解。

一的手臂接种复制他的操作。这两年的等待无疑也是出于詹纳的谨慎态度。第一阶段药品临床试验在 21 世纪仍在进行，当一种新药首次被人体使用时，人们会像詹纳一样等待（但不会等两年）。一系列实验的结果始终是正面的，接种的人都不会再感染天花。1798年，詹纳自行出版了他的著作《牛天花的成因和影响调查——一种在英格兰西部一些郡，尤其是格洛斯特郡发现的被称为牛痘的疾病》。目前尚不清楚詹纳具体使用的是哪种病毒，但他发明并命名了牛痘疫苗和接种法。

　　詹纳很有远见。早在 1801 年，他就思考过通过接种疫苗来消灭天花的可能性："接种疫苗可以消灭天花这种人类最致命的祸害。"[1] 事实上，这一愿望在 150 多年后才得以实现。正如我们所看到的，牛痘接种相对于人痘接种的主要优势是安全可靠。牛痘接种几乎不存在人痘接种的两种风险。詹纳的接种方法没有毒性作用，也没有潜在的感染性。基于牛痘接种的上述优势，詹纳说服了教皇、拿破仑和杰斐逊，牛痘接种法得到了迅速且广泛的采纳。尽管直到 19 世纪 20 年代牛痘接种法才在法国普遍采用，但拿破仑早在 1805 年就将其引入了军队。1807 年在德国的几个地区，1810 年在丹麦，1816 年在瑞典，牛痘疫苗被强制性接种。然而，它的发展并不是完全线性的。

　　与几乎所有新技术特别是医疗技术一样，牛痘接种曾遭到反对，导致它的传播速度放缓和影响减弱。与通常情况相同，反对观点是基于真实存在的技术问题，只是人们对这些问题的看法被夸大或扭曲了。采纳新技术的过程困难重重。与今天所有疫苗和药品一样，詹纳的疫苗有 3 点不足：它们做不到百分之百有效，并且无法

---

[1]　Edward Jenner, "On the Origin of the Vaccine Inoculation", *D. N. Shury*, 1801.

确保百分之百安全，有时还会在实际操作或供应层面出现问题。

首先，让我们来探讨疫苗的有效性。牛痘接种的效果显而易见，但并非绝对稳定。这种疫苗所提供的保护既非百分之百，也做不到永久有效。在第一次接种疫苗大约 10 年后，保护作用开始减弱。第一例天花病例在接种疫苗的人群中被观察到，并且有人发表了相关论文。此外，人们注意到，天花并没有消失。其次，消毒不到位导致了并发症。人们从未经消毒的皮肤上取样，可能会传播微生物疾病甚至天花本身。有关接种牛痘后感染梅毒的报道，也带来了不良影响。最后，疫苗短缺的情况反复出现。当时人们尚不知道如何储存疫苗材料。脓疱产生的时间不超过 10 天，必须利用这段时间来收集尽可能多的有效物质，并为尽可能多的人接种疫苗。这个流程很复杂，而且疫苗不总是有效。

这些真正的困难弱化了疫苗接种的巨大好处，但并没有使它受到质疑。然而，一些反对者表现出了恶意。人痘疫苗制造商的业务受到了竞争威胁。其他阻力则是基于想象中的风险。早在 19 世纪，欧洲和美国的反疫苗运动就颇具规模。反疫苗运动是与疫苗一起出现的。反疫苗者的论点老套且一成不变：怀疑国家有阴谋，批评疫苗的非自然属性，想象不存在的风险或夸大真实存在的风险。

因此，19 世纪，牛痘接种并没有得到有序的采纳。由于统计数据保存得很差，我们很难考察当时的疫苗接种率。不过，历史学家认为，它在城市比在乡村的普及率更高。当时 10 个法国人里有 9 个生活在乡村，农民感染传染病的风险较小，他们更担心的是庄稼的收成。据测算，疫苗接种率与农业产量大体上是正相关的。如果农业产量高，农民就更容易参与公共卫生进程。相反，在收成糟糕的年份，他们很难被说服去接种疫苗。

人类的心理空间是有限的。不同风险的受关注程度在不断变化。这是人类健康的社会梯度形成的原因之一：当经济风险更大时，它会压倒健康风险。经济焦虑者不太可能担心自己的健康，反之亦然。人们还注意到，在战争期间，如 1814 年反法同盟针对法国的战争期间，接种牛痘疫苗的人减少了。相反，任何形式的流行病都会增加牛痘疫苗的接种。1832 年和 1856 年霍乱暴发后，牛痘疫苗接种情况就是这样，1870 年天花暴发后，情况亦是如此。

尽管人痘疫苗接种有局限性和不稳定性，但它对人口健康产生了巨大的影响。19 世纪初，也就是在牛痘疫苗得到推广之前，天花在法国的流行高峰每 7~8 年发生一次，感染 5 万~8 万名儿童。据估算，到 19 世纪末，这些高峰仍不断出现，但只影响到 2.5 万名法国儿童，相当于之前的 1/2 或 1/3。1902 年法国强制接种牛痘疫苗后，这一数字进一步减少至几十名。接种牛痘疫苗不仅降低了天花的发病率，还减轻了它的严重程度。比如，从 19 世纪早期到 19 世纪晚期，天花的致死率，即死亡人数占所有感染者的比例，大约降低了一半。历史学家估算，这一比例从 15%~20% 降低到了 8%~10%。

这些结果是用针对一种病原体——天花病毒——的疫苗获得的。在詹纳之后，人们花了八十多年才研制出针对另一种人类疾病——狂犬病——的有效新疫苗。与此同时，比利时医生路易斯·威廉姆斯（Louis Willems，1822-1907）研制出一种兽用疫苗。[1] 威廉姆斯对影响牛群的肺病暴发很感兴趣，他自己的农场也曾受到影响。与预防天花类似，威廉姆斯多次从生病的奶牛身上收集肺

---

① 　Roger Dachez, *Histoire de la médecine. De l' Antiquité à nos jours*, Tallandier, 2012.

分泌物，并将其注射给其他奶牛。不幸的是，这种注射物对动物是致命的。直到威廉姆斯有了在动物尾巴末端接种疫苗的想法，这项技术才被证明既安全又有效（原因当时未知）。威廉姆斯于1853年发表了他的实验报告。他在法国不为人知，但他的家乡哈塞尔特为他立了一座雕像。

第四章

1830~1880 年：工业化与健康

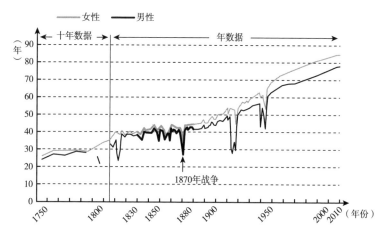

图4-1　1750~2010 年法国人出生时分性别平均预期寿命变化（2）

资料来源：法国国立人口研究所数据。

卫生的诞生

疫苗接种的推广并不是 19 世纪发生卫生变革的唯一决定性因素。使人类生存环境中微生物减少的其他努力仍在继续甚至加强。社会医学仍然存在，但它的名字变了，现在人们谈论的是"卫生"、"公共卫生"或"卫生主义"。根据医生利特雷（Littré）及其编纂的

《医学词典》，公共卫生是"确保大众健康的知识体系"。很明显，法国再次发挥了知识领袖的作用，特别是在1820年之后，这要归功于一些杰出人物。维勒梅无疑是其中最重要的一位。

路易·勒内·维勒梅（Louis René Villermé，1782-1863）出生在巴黎附近，父亲是地方法官。[①] 他早年师从纪尧姆·杜普伊特伦（Guillaume Dupuytren）学习外科，后者是著名的解剖学家和军事外科医生。之后维勒梅成为军队的外科医生，并在拿破仑手下服役。获得博士学位后，他从事了4年的医学实践工作，36岁时，他离开临床领域，致力于流行病学研究。维勒梅有3项主要贡献。

第一项贡献是他研究了监狱中囚犯的健康状况，结果是意料之中的：尽管监狱条件有所改善，但囚犯的健康状况明显不佳。

第二项也是最为人所知的贡献是，他强调了贫困和死亡率之间的关联性。因此，维勒梅被认为是社会流行病学的创始人之一，这是一门研究社会因素对人口健康影响的科学。维勒梅的研究工作在巴黎进行，并且维勒梅在1822～1830年发表研究报告。[②] 他收集了1817～1826年巴黎12个行政区的家中死亡率数据和估测数据。据信，当时大约有2/3的人死于家中（今天，这一比例在工业化国家发生了逆转）。他将这些结果与人口密度进行了比较，并通过细化信息来强化数据。人口密度是维勒梅凭借聪明才智计算出来的，他排除了私人花园和室内庭院的面积，这些都不是居住空间。最后，他收集了不同类型的税收数据来估算收入。

① Chantal Julia, Alain-Jacques Valleron, "Louis René Villermé (1782-1863), a Pioneer in Social Epidemiology: Re-analysis of his Data on Comparative Mortality in Paris in the Early 19th Century", *Journal of Epidemiology and Community Health*, 2010.

② Louis René Villermé, « Recherches statistiques sur la ville de Paris et le département de la Seine (volume In-8) », *Bulletins de la Société médicale d'émulation*, 1822：1e41.

在这项不朽的工作结束时，维勒梅证明了贫困与死亡率之间的统计学关联。这是社会死亡率梯度存在的最早证据之一。由此，维勒梅提出了一条以他的名字命名的定律，通过收入预测死亡率。除了一些个例（下文将详细说明），这种关联几乎在任何地方都存在。弗里德里希·恩格斯（Friedrich Engels）在 19 世纪中期的曼彻斯特观察到它[1]，就像鲁道夫·魏尔肖（Rudolf Virchow）同一时期在北西里西亚观察到的一样。[2] 尚塔尔·朱莉亚（Chantal Julia）和阿兰-雅克·瓦勒龙（Alain-Jacques Valleron）进行的一项新分析证实了维勒梅结论的准确性。[3] 与此同时，维勒梅在 1829 年与人合办了一份科学刊物——《公共卫生和法医学年鉴》（死亡一直是维勒梅研究的题目）。

他的第三项贡献是一项委托工作。1834 年，法兰西人文科学院*就工人健康问题咨询了他，以评估工业化转型的影响。因此，他在 1840 年发表了《棉花、羊毛和丝绸工厂工人的身体和精神健康状况报告》。这也是已知的第一份关于工作条件的报告。维勒梅随后被埃德温·查德威克（Edwin Chadwick，1800-1890）在公共卫生运动中效仿。这份 1840 年的报告还是法国第一部关于童工的法律的起源。当时工人年龄的下限是 8 岁。

---

[1] Friedrich Engels, *Die Lage der arbeitenden Klasse in England*, Wigand, 1887.

[2] Rudolf Virchow, *Mittheilungen über die in Oberschlesien herrschende Typhus-Epidemie*, Reiner, 1848.

[3] Chantal Julia, Alain-Jacques Valleron, "Louis René Villermé (1782-1863), a Pioneer in Social Epidemiology: Re-analysis of his Data on Comparative Mortality in Paris in the Early 19th Century", *Journal of Epidemiology and Community Health*, 2010.

* 法兰西人文科学院全称为道德与政治科学学术院，是法兰西学会下属的 5 个学院之一。——译者注

巴黎医学院与医院的发展

19世纪早期，医生们描述了几个世纪以来一直低于可见和可表达阈值的东西。

米歇尔·福柯，

1963年出版《临床医学的诞生》

从1794年成立，直到1848年，巴黎医学院将自己定为一个知识参照体，并令巴黎成为欧洲乃至世界的医学之都。斯诺登提及巴黎医学院时，谈到了理解疾病的"观念革命"，甚至是"医学认识论革命"。巴黎医学院以一种前所未有的方式提高了人们对健康状况不良形成原因的认识，同时改变了医生的教育。以前，医生主要通过阅读来学习，文献是学习的载体，斯诺登称之为"图书馆医学"。从资料学习转移到前沿医学实践，巴黎医学院改变了医生的培养方式。1802年创立的住院医生岗位是唯一在医院全职执业的医生岗位。其他医生只在医院工作一个白天或半天。

斯诺登解释说，3个因素导致巴黎医学院出现：一个机构（医院）、一种思想（启蒙运动）和一种精神（法国革命精神）。

在巴黎医学院创建之前，医院就已经存在了。位于巴黎圣母院广场上的巴黎主宫医院始建于651年，是至今仍在运营的欧洲最古老的医院。但当时法国的医院不是治疗患者的地方。医院里挤满了穷人，年老和不能自理的公民以及孤儿也住在那里。政府根本负担不起这些人的医疗救治费用。医院的破旧和肮脏程度是令人难以想象的，人的尊严被忽视，一张床上甚至挤着好几个患者。直到1793年，政府意识到问题的严重性，颁布了一项法令，规定每张

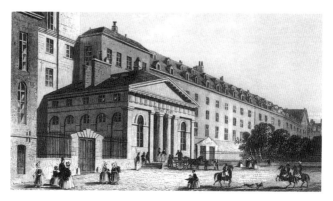

图 4-2　1849 年的巴黎主宫医院

病床最多只能容纳 1 个人，且两张病床之间必须保持至少 1 米的距离。随着巴黎医学院的成立，医院的功能发生了变化，医院成为研究疾病和培训医生的地方。这就是米歇尔·福柯在上文所说的《临床医学的诞生》。几家医院发展起来，比如今天已经不存在的巴黎怜悯院（La Pitié）或巴黎慈善院（La Charité）。根据乔治·罗森的说法，1830 年巴黎有 30 家医院。

　　巴黎医学院出现的第二个决定因素是认知层面的，即启蒙运动的理性。提高知识水平是一种普遍愿望，知识分子的怀疑主义是启蒙运动的一种机制。持怀疑主义的知识分子认为应该对权威提出质疑。在当时的情况下，这意味着挑战医学教条。启蒙运动的另一个组成部分是经验论取向。学习必须以观察为基础，而不是以脱离实际的理论为基础。

　　第三个同为认知层面的决定因素是法国革命精神。当时的社会氛围不仅被求知主导，而且强调反对特权。18 世纪的医生培养并没有受到特权的影响。巴黎医学院希望人们证明自己的价值，这推动每个人为赢得自己的位置而工作，并鼓励每个人努力进取。

除了这些一般性的发展之外，一些实际的创举为巴黎医学院赋予了特殊性，使它成为当时医学界前所未有的领军机构。首先，医院服务按专科分组。专业化使对疾病进行更深入的研究成为可能。随后出现了病理解剖学和临床解剖学。比沙（Bichat，1771-1802）和拉内克（Laennec，1781-1826）是其中的杰出人物，布勒东诺（Bretonneau，1778-1862）和特鲁索（Trousseau，1801-1867）亦是病理解剖学和临床解剖学的杰出人物。他们的名字日后被用来命名医院。病理解剖学是对病变组织的直接研究，临床解剖学的主要目标则是将（临床）症状与（解剖学上的）病变联系起来。观察仍然是一种手段，它从检查住院患者开始。医生需要记录病人的所有症状，尽可能详细地描述和整理它们，并将它们归档。这些记录一直延续到患者去世后。尸体解剖也系统化了，患者的遗体被解剖，以便于医生研究他们的病理组织，并试图将它们与病症联系起来。

拉内克解释说，病变和症状分别是同一问题的内部和外部表现，这一问题即疾病。他对肺部疾病特别感兴趣，尤其是肺结核，最终因为长期暴露在肺结核传染环境中染病去世。临床解剖学通过表明不同的实体可能有相似的症状，扩大了人们对疾病的认识范围。身体反映问题的方式是有限的，病理解剖学研究揭示了疾病的多样性，临床解剖学则使更精确的疾病分类成为可能。根据巴黎狄德罗大学的医学史教授兼作家罗杰·达谢（Roger Dachez）的说法："这种最终模型将永远不会被改变。"[1]

另外两个创举——社群的建立和医学生物学的诞生——被证明亦颇为重要。在巴黎医学院创建之前，研究人员和医生相对孤立地工作，知识的共享渠道并不通畅。巴黎医学院建立了一个有利于知

---

[1] Roger Dachez, *Histoire de la médecine. De l' Antiquité à nos jours*, Tallandier, 2012.

识传播的医学社群。医学刊物和学术大会是传播和交流医学知识的两个主要渠道。最后，继临床解剖学之后，医学生物学，即应用于医学的生命科学，将通过量化手段来帮助人们更好地理解疾病。在弗朗索瓦·马让迪（François Magendie，1783－1855）的最初推动下，医学生物学通过实验方法和实验数据分析来评估人体的功能和功能障碍。19世纪下半叶，得益于马让迪的学生克劳德·伯纳德（Claude Bernard，1813－1878，也译为克劳德·贝尔纳）的推进，医学生物学得到了进一步发展。

巴黎医学院的医生学到了很多，他们对疾病有了更深的认识。在为确立和理解现代医学奠定理论基础方面，他们产生了长期且巨大的影响，这些基础理论中的大多数到今天仍然有效：临床诊断从未过时，尽管它通过越来越深入的检查而不断得到改进；病理解剖仍然是一种常规操作，尽管它变得越来越复杂。人们可能会认为，这些关于人类疾病的前所未有的知识成果将有利于人口健康状况的提升。我们无法证明这一论断是否正确，但实际情况很可能并非如此。

事实上，医疗在当时进展甚微。这一方面是由于药品短缺，另一方面是因为医生缺乏诊疗的意愿。诊疗看起来并不是巴黎医学界重要人物的首要职责，他们似乎忙到根本无暇照顾患者。医院在当时是做研究和培训的地方，诊疗是次要的任务。医院的这种缺陷慢慢显现，来到巴黎的外国医生表示，检查患者的身体却不为他们诊治是不道德的。斯诺登认为，这是巴黎医学院最终失去影响力的原因之一。这样一来，人类健康的历史接下来的部分将转而在其他地方书写，比如英国。但这个与法国隔海相望的国家需要一个契机来激发卫生运动。工业革命严重且明显地损害了英国人的健康，这给了他们做出改变的理由。

工业化和城镇化降低总体健康水平

"早期工业增长之谜"意味着，在现代经济增长之初，各国并没有发生步调一致的进步。相反，进步堪称罕见。从某种意义上来说，早期工业时代的男性和女性还不如他们的父母富裕。

约翰·科姆洛斯（John Komlos），1998 年

工业化和城镇化是两个不可分割的历史事件：工业的诞生推动了城市的发展。在工业化过程中，先是欧洲，之后是美国，城市挤满了来自乡村的人，他们以粗暴的形式扩张了这些城市。在介于启蒙运动结束和公共卫生运动开始之间的这一城市扩张时期，本已得到改善的人口健康状况再次恶化。这一沉重打击既能被观察家直接察觉到，也可以被分析师通过数据测算出来。尽管如此，城市扩张最终还是带来一些进步。人口健康状况的恶化导致了英国的公共卫生运动。从工业时代到今天，公共卫生运动对所有人的健康产生了积极和巨大的影响。

苏格兰工程师詹姆斯·瓦特（James Watt）通过改进蒸汽机发起了第一次工业革命。这场革命始于 1770~1780 年的英国，使这个国家很快被视为"世界工厂"。19 世纪，工业化进程发展到欧洲大陆和美洲，法国和美国开始工业化，荷兰、瑞典和德国紧随其后。历史学家认为，法国工业革命始于 1830 年，并在第二帝国时期即 1852 年之后发展壮大。德国工业革命则始于 1850 年。澳大利亚及其后的日本是最后开始工业化转型的国家。

煤是维持机器运转所必需的原料，在当时被认为是一种强大的

能源。二氧化碳排放的概念在当时还不为人知，因此根本不是问题。为方便生产，第一批工厂建在煤矿附近。我们可以合理地认为，很久以后"热工业"，即以化石燃料为基础的工业经济诞生了。纺织和金属加工业是最早发展的行业之一。第一次工业革命改变了人们的工作形式。之前手工程度高、进展缓慢、成本高昂的工作，被拆分成细分工序，由机器更快并以更低成本完成。但机器的使用和维护仍然依靠工人，这就是人口统计学发挥作用的地方。工厂通常设在城市。劳动力市场在以农业为主的时期主要服务于乡村，现在则由于工业发展转而服务于城市，大量农民由此变成了工人。工业化起步最早的英国是19世纪中期城镇化程度最高的国家，超过一半的人口居住在城市。

可是，工厂和城市对人类都具有危害性，工业化直接或间接地损害了人类健康。直接损害是由充满危险的工厂带来的，工厂受到污染，而且很容易发生物理伤害事故。工作条件在当时几乎不受任何规定的限制，工人的身体比农民的更脆弱，工作场所死亡率非常高。

工业化最糟糕的影响是间接的附带伤害，这些伤害通常发生在发展不规范甚至不受任何控制的城市。那里的舞台没有编剧，只有作为演员的城市居民，城市难以正确消解工业化发展带来的冲击，居民生活水平极低。工业化催生致病的工厂，工厂伤害工人的身体。有毒的城市粗暴扩张，也使生存于其中的家庭遭受伤害。新工业城市存在3个主要问题：卫生条件差、人口过密和贫困，所有这些问题都对人类健康产生了不利影响。工业化开始之前城市就已经存在卫生问题，但在上文所述的城市公共治理的影响下，问题曾逐渐得到缓解。工业化开始以后，工人及其家庭涌入城市，这大幅提高了人口密度，始终存在的贫困问题也变得更加严重。19世纪初，意指大规模贫困的"整体贫困"（paupérisme）一词首次出现。马尔萨斯约束（La contrainte malthusienne）是欧洲新工业城市的现实。与资源相比，城市居民实在是太多了，他们没有足够的钱和空间维持生活。

在新工业城市里，所有感官都受到攻击，尤其是嗅觉。臭味几乎出现在所有城市，人们对这些味道习以为常。历史学家阿兰·科尔班（Alain Corbin）在《瘴气与水仙花：嗅觉与社会想象（17～18 世纪）》[*Le Miasme et la Jonquille：l'odorat et l'imaginaire social* (xviii$_e$-xix$_e$ siècles)] 一书中解释说，随着城市的发展，难闻的气味越来越令人难以忍受。嗅觉压力无处不在，尿液、污水、动物尸体等都混合在一起形成具有攻击性的气味。科学家设计了一种嗅觉计来测量气味，他们试图将这些刺鼻气味与疾病的出现联系起来，这错误地强化了人们对瘴气理论的信念。

这样的环境不可能是无害的。重新出现的污染物滋生了更多的微生物，从而引发了更多感染。居高不下的人口密度加速了疾病的传播，从而导致流行病或严重的地方病。贫困是普遍营养不良出现的一个原因，后者令居民更加脆弱。无论是对城市本身还是对它们的居民数量来说，欧洲的新工业城市经历了一种病态的增长。历史学家详尽地记录了霍乱及其他引起腹泻疾病的暴发。他们还详细描述了麻疹和猩红热的危害，尽管这两种疾病经常被混淆。城市居民几乎都很瘦，儿童特别容易受到感染和营养不良的影响。在人类健康史中，这两种风险经常联系在一起，第一次工业革命无疑为这种情形火上浇油。

哲学界和文学界都注意到这种城市健康状况的倒退。诗人威廉·布莱克（William Blake）谈到了"黑暗的撒旦工厂"。对卡尔·马克思来说，资本主义的特点是对工人的健康或寿命漠不关心。弗里德里希·恩格斯哀叹 19 世纪曼彻斯特可怜的童工、被破坏的环境、微薄的工人工资和糟糕的工人身体状况。查尔斯·狄更斯（Charles Dickens）在作品中描述了伦敦东区穷人的生产生活和健康问题，这种现实主义本身成为一种文学主题。

西蒙·什雷特尔（Simon Szreter）是剑桥大学的历史学家。他用 4 个 D 概括工业化与健康之间的关系，即破坏（Disruption）、剥夺（Deprivation）、疾病（Disease）、死亡（Death）。他的研究证实，第一次工业革命对少数人的健康影响不大，但对绝大多数人的健康造成了损害。[①] 虽然工业化使少数富裕阶层成员的健康立即受益，但它对大多数人口产生的是直接的负面影响。"革命"这个词本身就意味着某种暴力。

当工业经济凌驾于人类健康之上

历史学家所说的话和文学家所描述的内容，都经过了人口学家的测算。对基本健康指标的检视证实，当时人类的健康状况并非完全普遍恶化，但恶化的趋势是明显的。工业化进程中，全国死亡率经常升高，城市死亡率则几乎系统性地升高了。研究人员证明工业化转型和健康倒退是同时发生的。这种对应加强了二者之间的关联性，尽管它们之间的因果关系并没有被完全证明。由此，工业化导致英国死亡率在 1820 年之后出现转折。法国的情况要略好一些：研究人员认为，死亡率下降后，在近 40 年的时间里保持在同一水平，直到 1845 年。这一结果同样与法国的工业化和城镇化进程相

---

① Simon Szreter, "The Population Health Approach in Historical Perspective", *American Journal of Public Health*, 2003.

对应，只是与英国相比略有延迟。与此同时，一些年龄组的死亡率略有下降，而另一些年龄组的死亡率则有所上升。1850~1870年婴儿死亡率的上升对健康平均水平产生了特别大的影响。女性和男性的健康状况没有显著差异。女性在同样恶劣的条件下工作，在某些地方和某些时期，她们的健康状况可能进一步恶化。直到19世纪末，健康方面的性别差异才变得对女性有利。在下文我们将看到，女性的健康优势直到20世纪才真正成为事实。

说明人口健康状况不佳的不仅仅是死亡，还有身体特征（比如身高）。人的身高受到多种因素共同影响，遗传因素起了很大的作用，外部环境对身高的影响则占到约20%。因此，这20%可以告诉我们每个时代人类的生存条件。历史学家通过人体测量学方法证明，随着工业化的发展，一些国家居民的平均身高开始下降。①据估计，1800年英国男性的平均身高接近1.69米；到1850年，英国男性的平均身高降低了近4厘米。历史学家估计，在工业化转型期间，德国男性的平均身高下降了2.5厘米。身材矮小几乎总是身体状况不佳的标志，暴露了营养不良的问题。当农业社会变成工业社会时，大部分人口的体质下降，新工业时代的人类变矮。这种人类身高的倒退在新石器时代的农业革命中就曾被测量出来，尽管相关数据更加零散。

工业化在不同国家的表现并不完全一致，有些地方的工业化对健康的影响更大。法国、瑞典和荷兰在工业化过程中显得似乎并没有那么脆弱。历史研究表明，部分相互依赖的三种因素可能影响了人口健康状况。第一，相对于微生物理论出现时期的工业化转型年

---

① Richard H. Steckel, Roderick Floud (dir.), *Health and Welfare during Industrialization*, University of Chicago Press, 1997.

表，微生物被发现之前就进行工业化的国家在健康方面付出了更高的代价。英国就是这样，历史学家称这种代价为"生物惩罚"。第二，与工业化相关的城镇化程度至关重要，城镇化比工业化本身对人体健康的危害更大。第三，饮食也是一个决定因素[①]，营养较好的人口能够更好地抵抗过渡时期的多重伤害。其他因素如工业化类型或国家的地理特征，无疑对人口健康状况也有影响。那些国土辽阔的国家，比如美国，便从工业化中获得了更多利益。美国的人口密度较低，可供耕种的土地面积更大、更多样化，这提高了选择最合适土地的可能性，所需的工作量也减少了。

密歇根大学公共政治经济学家大卫·韦尔（David Weir）以法国为例进行了研究。[②] 他试图理解为什么这个国家相对较好地消除了工业化的负面影响，成为第一批实现工业化的国家之一。韦尔认为有几个因素可能对法国有利。首先，法国城市发展相当缓慢，尤其是与英国相比。其次，法国的肉类消费在城市中占据了重要位置，这与身高的增长和死亡率的下降基本协调一致。最后，韦尔假设，过渡时期生育率的早期下降可能提高了父母对孩子的投资。当孩子数量较少时，父母可能会更好地照顾孩子。

工业革命凸显了经济与健康之间持续紧张的关系，它们之间的影响是相互的。从某种角度来看，这种关系相对简单：健康有助于经济增长。但反过来，经济对健康有积极的影响吗？答案很复杂。这似乎取决于不同时期的视角。无论关注某一特定时刻还是评估一

---

① Richard H. Steckel, Roderick Floud（dir.）, *Health and Welfare during Industrialization*, University of Chicago Press, 1997.

② David Weir, "Economic Welfare and Physical Well-being in France, 1750-1990" *in* Richard H. Steckel and Roderick Floud（dir.）, *Health and Welfare during Industrialization*, University of Chicago Press, 1997.

段时间内的人类健康状况，答案都是不一样的。横向来看，也就是说，在 t 时刻，经济的运行往往损害人类健康。经济学家发明了一个术语——负外部性，来表示经济增长的负面后果，如对健康和环境的破坏。这些负外部性涉及许多层面，如污染、道路事故或工业化国家经济发展催生的生活方式（暴饮暴食和久坐）。经济学家最近发现，经济衰退除了与自杀率的上升（通常以一种有点滞后的方式被人观察到）相关，还往往与总体健康状况的改善相关。① 经济与健康之间的这种紧张关系解释了实施有效卫生政策的困难。政策制定者很难在经济与健康之间做出选择，即使是在必须做决定的时候。

纵向来看，答案更为微妙。经济发展对改善全球卫生做出了巨大贡献，尽管这种贡献并不均衡。19~20 世纪，经济发展促成了大规模的公共医疗和有效的个人治疗。然而，经济活动也会产生长效的负外部性，从而降低其改善人类健康状况的潜力。

工业革命是人口健康动态性的一个很好的历史实例，它揭示了健康并非一种稳定的状态。虽然人们经常谈论健康状况，但它更应该被视为一个不断变化的过程。这个过程是由推力（向上）和拉力（向下）共同决定的。健康不断受到两种相反力量的影响，这些力量实际上是积极和消极的决定因素。结果取决于推力和拉力之间的算术平衡。无论是在个人层面还是在人口层面，这一原理均成立。同样，无论是横向，即在给定的某一时刻，还是纵向，即随着时间线考察，推力和拉力之间的算术平衡法都是成立的。决定因素的演变及其相互作用的结果描绘了死亡率或预期寿命的曲线。从

---

① Christopher J. Ruhm, "Are Recessions Good for Your Health?", *Quarterly Journal of Economics*, 2000.

18 世纪中期到工业化转型时期，城市的卫生治理、天花的控制，也许还有更好的饮食，都是健康延展的推力，这体现在：死亡率下降，平均寿命延长。随着工业化的推进，一些国家的这种优势消失了，推力和拉力的算术平衡结果降到了零或负数。

由此，工业革命绘制了一条 J 形健康曲线，它提供了以最初的退步为代价将其推高的手段。工业化和城镇化对健康是破坏性的，而不是创造性的。历史学家提出了"饥饿的 40 年"（Hungry Forties）的概念，在这 40 年里，更多人忍饥挨饿，针对食物的花销也高于正常水平。乔治·罗森认为，健康在这一时期的倒退是毫无疑问的。1750 年后缓慢获得的人口健康红利被工厂和城市所抵消。英国是第一个开始工业化的国家，因此是人类健康最先倒退的国家，但也是第一个对此做出反应的国家。

埃德温·查德威克和公共卫生运动：
清除污物，改善健康和发展经济

人们要将健康意识转变为公共卫生运动，需要一位先行者，他就是埃德温·查德威克。查德威克借鉴了 19 世纪初在巴黎发展起来的理论，并在 19 世纪 30 年代到 40 年代将其应用到自己的国家。从 19 世纪下半叶到第一次世界大战，英国公共卫生运动影响了欧洲大陆和美国。查德威克是曼彻斯特的一名律师，他可以被列入改善人类健康状况的非医生人员名单。他碰巧懂法语，读过维勒梅的著作，很欣赏他收集的数据和发表的分析方法。与维勒梅一样，查德威克相信影响健康的环境因素；但与维勒梅不同的是，他把气候排在最直接的环境因素之后。对他来说，人类不健康的主要原因是肮脏的环境。

查德威克职业生涯的研究方向分为两个阶段：第一阶段的研究

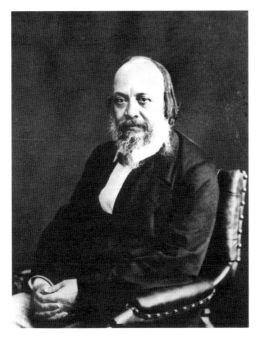

图 4-3　埃德温·查德威克爵士

方向为贫困，第二阶段的研究方向为健康。查德威克出生在工业化后不久的英国，我们可以肯定的是，他看到了工业化对人口状况的影响。事实上，曼彻斯特是英国第一个以棉花生产闻名的工业城市。据估计，1800~1840 年，英国主要城市的人口增加了 2~3 倍。在同一时期，这些城市的死亡率大约翻了一番。这种对应说明了某种因果关系。当时的城市以无序的方式任意发展，不受任何地方政府的规范。英国新工业城市的发展是无组织、无计划的。

查德威克不仅注意到英国的贫困，还批评了社会福利组织。1601 年，伊丽莎白·伊尔（Élisabeth Ire）提出了第一个《济贫法》（Poor Law）。查德威克认为由此产生的制度是本末倒置的，它令富人受到惩罚，穷人却无法摆脱赤贫和精神低落的状态。于是他想出了一个解决办法。1834年，查德威克起草的法律——《新济贫法》被英国议会通过。1832年和1833年的霍乱疫情无疑为该法案提供了政治支持，因为这些疫情再次引起了人们对城市状况的关注。《新济贫法》相信市场，它的目标是降低贫困率。它提供了两种手段：第一，加强并使国家权力向中央集中；第二，让人们觉得接受社会援助是可耻的，只有迫切需要时才能使用它。查德威克想要解决贫困问题，但缺乏同情心。他的学说建立在威慑的基础上，贫民习艺所则是他的工具，穷人在那里执行有辱人格的任务，换取微不足道的报酬。狄更斯在《雾都孤儿》中批判了《新济贫法》和劳工权利。他指出，这些贫民习艺所不是避难所，而是准监狱。它们所提供的只是一份艰苦的工作，以使穷人获得微薄的收入，而且穷人一旦离开贫民习艺所，就连这份微薄的收入都得不到。财产被卖掉，家庭被拆散，孩子们无法享受好的待遇。除了那些穷得实在走投无路的人之外，所有英国人都对贫民习艺所唯恐避之不及。

在着力解决贫困问题之后，查德威克利用自己的名声转而关注健康问题。他听说了法国进行的健康调查，在关于英国人健康状况的报告中重复使用了这些方法。在提出立法方案之前，查德威克认为有必要以最直接、粗暴的方式进行公开宣传，以说服人们相信这样做的必要性。他在收集英国人健康数据方面做了大量工作。数据是无情的，出人意料地显示疾病和污染不仅在大城市蔓延，而且遍及整个英国。最终版报告发表于1842年。很明显，常见疾病都是由微生物引发的，但当时没有人知道它们与污染及其成因有关，即排水能力不足、饮用水供应不足和村庄周围缺乏垃圾收集系统。查德威克描述了肺结核、天花、猩红热和霍乱的危害，并将它们与城市的肮脏状况联系起来。这份健康报告是公共卫生史上的一份重要文献，也是一本畅销书。在查德威克之前，英国人其实已经注意到了健康问题，但没有意识到它的广度。

回顾历史文献，我们再次意识到查德威克的行动更多的是出于算计，而不是出于信念。他似乎不希望每个人都健康。比如，他对年轻男性或中年男性更感兴趣，因为他们是主要的劳动力；妇女、儿童或老人则不是健康报告的重点研究对象。通过公共卫生运动，查德威克追求的依然是经济利益。生病的工人工作效率较低，死去的工人留下了妻儿，这些人对国家来说都是较大的负担。

查德威克的《关于英国劳动人口卫生状况的调查报告》有出色的描述，但报告本身并不包含建设性的意见。他指出了问题，但没有提出解决之法，是一个没有处方的"诊断书"。解决问题的方案在调查报告发表之后才被提出。查德威克的工作产生了 4 个后续事件，每次查德威克都参与其中：报告发表的第二年，也就是1843 年，英国成立了一个委员会；1846 年和 1848 年先后颁布两部法案，赋予城市开展垃圾清理工作的权力；最后，1848 年成立了卫生总署，提出并实施公共卫生建议。英国的城市变得更加健康，它们改善了污水排放系统，提供饮用水，几乎完全避免垃圾在房屋周围堆积。公共卫生运动一直持续到第一次世界大战，它通过倡导健康意识和普及相关知识，改变了英国人的生活。霍乱在英国绝迹了，但在 19 世纪末仍然存在于意大利和西班牙。这种变化可以被人们看到，更可以感觉到：作为新工业城市特色的难闻气味变得罕有，或者至少能让人忍受了。

在德国，魏尔肖意图考察健康的所有决定因素，特别是社会决定因素——贫困、工作条件、营养，而查德威克和他的顾问托马斯·索思伍德·史密斯（Thomas Southwood Smith）只对处理污染物感兴趣。根据斯诺登的说法，查德威克反对监管工厂工作，不赞成对普遍性的工作时间进行管控，并且反对立法保护童工，也不支持工会和罢工。他与同时代的卡尔·马克思的观点正好相反。

斯诺登还指出，公共卫生运动对女性的生活造成了非比例性的影响，不过这并不是查德威克的本意。长期以来，妇女一直在家里负责家庭生活，这种责任曾经日益加重。她们现在有了更高的认知能力来完成分配给她们的任务，能够通过教育儿童养成卫生习惯和提升住房的清洁度更好地保护家庭。斯诺登认为这是一种女性社会责任的延伸，这在当时成为共识。

卫生总署起到了决定性作用，但它遇到了许多使用同样借口的政治对手的抵制。在捍卫自由和财产的名义下，反对者试图保护的是个人利益和少数人的权益。1854 年，英国议会未通过对《公共卫生法案》的续期，卫生总署在某种程度上相当于被解散。埃德温·查德威克当年 54 岁，他已无能为力，疲惫不堪。

与几乎所有重大变化一样，公共卫生运动既不是一个短暂的事件，也不是一个不间断持续的过程。历史会记住某些特定的日期，如通过某项法案的时间，但在实践中，公共卫生运动已经发展了几十年。这场运动的漫长也说明公共卫生的先驱当时所面临的困难，他们总是遇到宣称追求自由或权利等崇高目标的反对者。正当的意图成了捍卫私人利益的借口，这是可以理解的，但它与共同利益背道而驰。在立法方面，重大改革之前往往会有影响不大却具有象征意义的法案出台。这些不起眼的法案为紧随其后的、更为雄心勃勃的法律充当了垫脚石。然而，那些最伟大的法律的影响也会被政治妥协部分淡化。

英国公共卫生运动是相当独特的，它同时说明了另一个反复发生的社会学事实：人类不擅长预测问题，但具有更胜一筹的反应能力。人类面对问题的反应构成了历史上频繁出现的标记，这种反应能力也在很大程度上解释了健康的延展。一切事件的发生都表明，我们似乎总是从认知上被引导来保护自己，而不是主动走在前面。此外，推力通常在拉力之后出现。推力的形成是为了对抗拉力，通常行之有效，但总是有点滞后。公共卫生运动就是一个典型的例子。它最终成功地消除了欧洲城市对居民的危害，但过程完全谈不上干净利落。公共卫生运动的胜利得益于更多创伤和更多贡献者。霍乱和约翰·斯诺（John Snow）将揭开一个新阶段的序幕。

第五章

1850～1914 年：大步向前

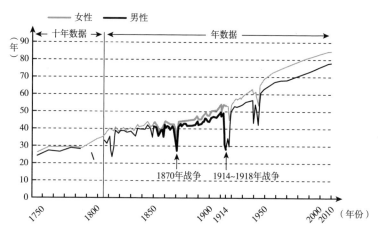

图5-1　1750～2010 年法国人出生时分性别平均预期寿命变化（3）

资料来源：法国国立人口研究所数据。

约翰·斯诺是如何阻止霍乱传播的

约翰·斯诺的故事众所周知。对许多学者来说，应该被视为流行病学之父的不是格朗特（Graunt），而是斯诺。1813 年，斯诺出生在一个贫穷的英国家庭。他学医初期专攻麻醉学，之后对霍乱产生了兴趣，这是一种自古以来就有记载的高致死率腹泻病。大约公元前 2500 年 * 的梵文文本已经对霍乱有所提及。

霍乱的致死性与感染本身没有直接关系。受感染的人不是死于败血症，而是死于腹泻和呕吐引起的极度脱水。由于呕吐，患者在脱水后完全无法靠饮水来补充流失的水分，而且霍乱导致的腹泻可能是所有腹泻中最严重的。

在斯诺所处的时代，霍乱会导致大约一半感染者死亡，其中多为儿童和老人这类脆弱人群，并且持续通过流行病甚至大流行病发展。斯诺了解伦敦 1831 年的流行病情况，不相信瘴气理论。他对麻醉的研究使他开始对人体吸入的气体产生兴趣，这也解释了他的怀疑。斯诺认为霍乱不是由难闻的气味或空气中的任何物质引起的。相反，他设想的是一种可以通过口腔摄入的东西，因为患者有腹泻和呕吐症状，这些表现令斯诺认定消化系统是病原体的宿主。由此，他推断饮用水被排入下水道的粪便或呕吐物污染了。

斯诺将粪口联系概念化，这使他有别于当时的传染病学家，后者怀疑瘴气，并相信人通过接触或吸入瘴气直接感染。直接感染确实存在，但并非霍乱的主要感染模式。斯诺确信霍乱属于间接感染。1849 年，他发表第一篇论文阐述了这一理论，但当时的医学工作者们认为他搞错了研究方向。他们中的大多数人仍然相信感染是由于人吸入了空气中的瘴气。斯诺在 1854 年的疫情中检验了自己的理论。他最初的研究方法可以用一个术语来概括——制图。这并非斯诺的发明，医学地质学自 18 世纪就存在了。维勒梅绘制了巴黎的地图，查德威克也绘制过英国人的健康地图，但 1854 年的疫情将斯诺推上了神坛。

斯诺首先注意到，很多患者住在公共水泵附近，这个观察结果

---

* 原文有误，应为公元前 5 世纪。——译者注

提供了第一个有说服力的论据。他接着观察到，在他居住的苏荷区布罗德街水泵附近，10 天内有 500 人死亡——他称之为"致命袭击"。斯诺通过收集医院和公共登记册的信息扩充数据库。通过这种方式，他确定了疾病的发病日期，并试图弄清楚被感染的人群是否去过布罗德街的水泵取水。他走访了 650 多名死于霍乱的人位于伦敦的家，以评估每户家庭的供水情况。为排除其他原因，他调查了没有患霍乱的人是否喝过同一水泵的水。比如，他研究了苏荷区附近的一所监狱，这所监狱有自己的水井，并从别处买水，狱中的 535 名囚犯都没有染上霍乱。

收集到足够多的数据后，斯诺会见了市政官员，并给出了他的解释。尽管市政官员并不情愿，但斯诺还是成功地说服他们关闭布罗德街的公共水泵以进行测试。这是地方官员第一次听从斯诺的建议。水泵手柄被拆除，以防止水从泵中抽出。疫情几乎立即停止了，此前离开该地区的居民开始返回。不过，我们现在知道，霍乱病例在这一时期之前已经开始减少。

斯诺回顾了这场霍乱的完整流行病学过程。他首先通过观察获得信息，随后通过实验验证假设。

尽管结果是正面的，但并不是所有人都被说服了，斯诺也没有得到支持。他遭到了《柳叶刀》的批评和议会的反对。被誉为"医皇"的政府首席卫生官约翰·西蒙（John Simon，1816-1904）剽窃了他的数据用来解释瘴气。斯诺不辍工作，追踪每一个霍乱病例，并回顾性地将其与布罗德街的水泵联系起来。然而，当时的官员认为他并没能证明什么，他的工作只是提供了一些"建议"。大约 30 年后，导致霍乱的细菌——霍乱弧菌的特征才被罗伯特·科赫（Robert Koch）确定。斯诺没有试图确定霍乱的致病因子，但他成功地阻止了霍乱的传播。流行病控制不一定要通过识别微生物来实现，这一点在 21 世纪的今天仍然是普遍现象。我们首先要尝试了解其传播的方式。比如，对于霍乱、伤寒、黄热病、艾滋病和严重急性呼吸系统综合征（SARS）等疾病，我们首先应了解其传播方式。斯诺强调了一种至今仍在使用的寻找疾病来源和原因的方法。最终，斯诺未能成功地让当时的人们接受细菌理论而不是瘴气理论。几年后，他去世了。

斯诺对流行病学研究的贡献令斯诺成为传奇式的人物，但历史学家对其进行了淡化。他们认为，斯诺的成就部分归功于很多客观条件。[①] 第一，公共卫生运动已经启动。第二，细菌理论虽然尚未被证明，但被越来越多的人接受。早在 19 世纪 30 年代，霍乱就被认为是一种水源性微生物疾病。第三，斯诺并不真是孤军奋战。事实证明，一位名叫亨利·怀特黑德（Henry Whitehead）的牧师帮了他很大忙。第四，他的研究方法也并非首创。当时人们已经越来越认识到流行病学对理解疾病，特别是疾病传播的贡献。贝纳斯通·德·夏多纳夫（Benoiston de Châteauneuf，1776–1856），一位熟悉维勒梅的法国研究人员，在 1834 年发表了一份关于 1832 年流行性霍乱在巴黎和塞纳省乡村的发展和影响的报告。这份近 200 页的流行病学分析报告可在法国国家图书馆的公开档案中找到。此外，制图是一种更古老的研究方法。第五，斯诺并不是第一个拆卸水泵手柄的人。1849 年，美国密苏里州圣路易斯市的卫生委员会拆除了水泵手柄，以遏止霍乱。次年英国索尔福德的疫情也是以这种方式遏止的。

这些证据表明，斯诺的成就是由时代造就的，只是在某种程度

---

① David M. Morens, "Snow and the Broad Street Pump: A Rediscovery", *The Lancet*, 2000.

上稍稍领先于他人的成就。在一些人的眼中，斯诺不但是一位创新者，而且是一位聚合者，因为他汇集知识、方法和人来论证自己的理论。斯诺的经历解释了医学科学构建的本质：医学科学通常是由连续的"砖"堆积而成的。有些"砖"很差，阻碍了后续的施工；有些"砖"很小，但它们有助于让最好的"砖"找到自己的位置。历史的主线往往被理想化地简化，但实际上，领军人物并不存在于社会真空中，他们并非从零开始工作，而是通过在正确的时间放置正确的"砖"，体现出巨大的价值。

营养：另一种非医学因素

公共卫生设施和清洁水源已经消除了城市环境中的许多病菌，但它们仍然存在。仅靠外部清洁措施来消除病菌是不够的，我们必须提高人类自身抵御病菌的能力。这种更高的抵抗力需要通过改善营养状况来实现。人类的营养状况应该是从 18 世纪中期以来开始改善的，到 18 世纪末营养状况已经得到显著改善。然而，随着工业化和城市的发展，人类的营养状况明显恶化，在许多地方对人的体格和健康产生了几乎确凿的影响。直到 20 世纪，人类的营养状况又恢复了近于线性的提升。

许多学者对营养的重要性进行了研究，其中包括 20 世纪的英国医生托马斯·麦基翁（Thomas McKeown，1912-1988）。目前我们还不清楚麦基翁在医学上曾经遇到过什么问题，使得他一直强调非医疗因素在健康延展方面的作用。麦基翁的大部分职业生涯是作为社会医学教授在伯明翰大学度过的。[1] 他的名字与一篇关于医学

---

① Bill Bynum, "The McKeown Thesis", *The Lancet*, 2008.

在降低死亡率方面发挥或不发挥作用的论文联系在一起。简言之，麦基翁认为，18 世纪以后尤其是 19 世纪，人口增长与医学和公共卫生关系不大，而与作为经济发展结果的生活条件关系更大。麦基翁极力强调食物与营养的作用，他的研究成果具有一定的持续影响力，但大多数结论后来在经验论的基础上受到了驳斥。

麦基翁和他的同事 R. G. 布朗（R. G. Brown）发表了第一篇关于 18 世纪医学对英国人口增长影响的研究论文。[1] 在重新关注低死亡率的原因后，他们试图证明医学对低死亡率并未起决定性作用。18 世纪，人们既没有有效的药品，也没有安全的手术条件和技术。麦基翁在接受詹纳的牛痘接种后认识到疫苗的力量，由此他怀疑早期的人痘接种对人口健康状况是否真的产生过正面影响。在他看来，医学无法解释他和布朗一起研究的人口整体增长现象，其原因必须在别处寻找。

在另一篇文章中，麦基翁研究了 19 世纪死于微生物感染的人，相关疾病包含结核病、伤寒、猩红热、白喉和肺炎。[2] 死亡数据的曲线系统性地向下倾斜。首先，他指出，大部分死亡率下降的情况在治疗方法出现之前就出现了。他还指出，医疗干预没能显著改变传染病死亡率。图 5-2 说明一种新疗法被提出后，死亡率的下降幅度并没有比以前更大。下图之所以出名，是因为它在视觉上很有说服力。

链霉素是历史上对抗结核病最主要的抗生素，至今仍在使用，而在开发链霉素之前，结核病致死率已经下降了 3/4。麦基翁再次

---

[1] Thomas McKeown, R. G. Brown, "Medical Evidence Related to English Population Changes in the Eighteenth Century", *Population Studies*, 1955.

[2] Thomas McKeown, R. G. Record, "Reasons for the Decline of Mortality in England and Wales during the Nineteenth Century", *Population Studies*, 1962.

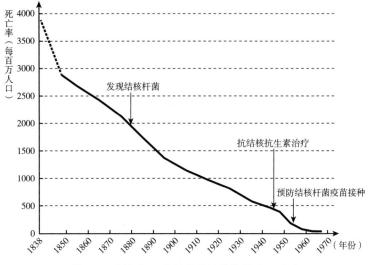

图 5-2 托马斯·麦基翁统计的结核病死亡率

注：该图显示了 1838~1970 年与结核病有关的死亡率几乎恒定或呈线性下降。麦基翁指出，这种死亡率的下降似乎与生物医学的进步无关。一方面，因为它先于结核杆菌被发现以及治疗方法和疫苗出现；另一方面，这条曲线似乎并没有因为这些医学进步而改变。数据支持了麦基翁的观点，即 19 世纪，医学在改善健康状况方面发挥了次要作用。然而，在实践中，尽管其他因素也发挥了作用，但生物医学的进步确实影响了结核病死亡率的下降。

资料来源：Thomas McKeown, *The Role of Medecine: Dream, Mirage or Nemesis, Blackwell*, Oxford University Press, 1979。

得出结论，对于这种微生物引发的疾病，就像其他疾病一样，医学并没有对降低死亡率做出很大贡献。麦基翁还指出，公共卫生措施发挥的作用同样没有人们想的那么大。他说，这些措施主要降低了霍乱等水源性疾病的风险，但它们对总体死亡率的影响是微弱的。

麦基翁接着指出，饮食改善的影响占主导地位。[①] 这是农业和

———————————

① Thomas McKeown, *The Modern Rise of Population*, Academic Press, 1976.

经济发展的结果。他认为这种更好的营养状况有助于身体抵抗疾病。这一论点有时是正确的，但并不总是如此。麦基翁的论文在科学界引起了很大争议，却被一些利益相关人士欣然接受。反主流文化的社会群体挑战包括医生在内的所有权威，麦基翁的研究无意中为他们的行动提供了科学依据。自由主义政府或自由主义党派候选人试图将卫生事务排除出政府职责范围，他们也利用了麦基翁的研究成果作为论据。

　　然而，麦基翁的一些结论在某种程度上是错的。他一直遭到反对和驳斥。他犯了一些重大错误，这些错误本应促使他采取更加谨慎的态度，并且削弱他的结论的合理性。[①] 比如，一些历史学家和人口学家观察到，1750 年之后，英国人的结婚年龄提前了，这意味着总人口数量的早期增长不仅像麦基翁解释的那样源于死亡率下降，还与生育率的提高相关。人痘接种及医院的增加对人口健康的正面影响也被重新证实。[②] 许多医生批评麦基翁缺乏临床专业知识。这一短板导致他对某些诊断结果归类错误，得出不正确的分析结论。最后，历史学家们确认了 19 世纪城市清洁工作对提高人口预期寿命起到的积极作用。西蒙·什雷特尔可能是对麦基翁的工作和发现提出最详尽批评的人。[③]

　　托马斯·麦基翁不是第一位也不是唯一一位在 20 世纪之前强调医学低效的人，但他可能是为证明这一论点做出最多努力的人。他的错误在于否认公共卫生的重要性，过于相信经济增长的"看

---

① James Colgrove, "The McKeown Thesis: A Historical Controversy and its Enduring Influence", *American Journal of Public Health*, 2002.

② E. Sigsworth, "A Provincial Hospital in the Eighteenth and Early Nineteenth Century", *The College of General Practitioners*, *Yorkshire Faculty Journal*, 1966.

③ Simon Szreter, "Rethinking McKeown: The Relationship between Public Health and Social Change", *American Journal of Public Health*, 2002.

不见的手"。麦基翁之所以有影响力，是因为他带有强烈的个人风格，立场具有挑衅性。他的正确之处在于，他认为物质生活条件——包括食品条件——是人口健康的重要决定因素。正如一位专栏作家所写的那样，麦基翁提出了很好的问题，尽管他并不总能给出最好的答案。[①]

麦基翁的理论影响了罗伯特·W. 福格尔（Robert W. Fogel, 1926-2013）。福格尔出生于纽约，后来成为一名经济学教授。他主要在芝加哥工作，有时也在波士顿工作，从 1978 年开始研究美国的人口死亡率。福格尔在意大利贝拉吉奥的塞贝洛尼别墅举办的一次著名研讨会上见到了麦基翁。福格尔的研究旨在确定营养在欧洲人口死亡率降低中所起的作用。但他的研究方法与麦基翁的不同。[②] 为了单独体现营养的影响，他进行了一系列排除性工作。他试图剔除医学、卫生因素和疾病的自然衰减带来的影响，并得出结论：营养是一个关键因素。福格尔尝试通过研究体格来直接评估营养的影响。他回顾了 300 年来的数据[③]，之后描述了工业化之前和之后的人类是如何成功地持续或至少有规律地长高的。的确，在前工业化时代，人类相对较矮。这既是健康状况不佳的原因，也是其后果。随着生活条件的改善，身高的增长成为健康状况改善的原因和结果。人类从所谓的"负反馈"转变为"正反馈"。

这种反馈的转变是人类健康延展的经典表现。这是一种反复发生的现象，标志着人类健康水平从停滞不前到得到改善的过渡。在

① Bill Bynum, "The McKeown Thesis", *The Lancet*, 2008.

② Richard H. Steckel, "In Memory of Robert William Fogel", *Economics and Human Biology*, 2014.

③ R. Floud, Robert W. Fogel, B. Harris and S. C. Hong, *The Changing Body: Health, Nutrition, and Human Development in the Western World Since 1700*, Cambridge University Press, 2011.

负反馈的情况下，系统的组成部分相互呼应以保持平衡。恒温器的例子有助于理解负反馈。如果温度上升，热量就会下降，反之亦然。因此，当人口健康状况不稳定时，各种原因导致的疾病和衰退相互作用形成恶性循环，拉低健康的历史水平。当正反馈出现时，就会发生相反的情况。外部条件的变化使人的抵抗力提升，从而改善人口健康状况，好的健康状况又能反过来提高人的抵抗力，以此类推。负反馈趋向于维持，正反馈则趋向于扩展，它们形成动力十足的良性循环。

直到20世纪，营养的增加一直表现为正反馈。为了让论证更加完善，福格尔还将身高与死亡率联系起来，观察到一个平行的进化。在工业化过程中，当人的身高下降时，人的死亡率就会上升。之后，由于运动的影响，身高增长的同时死亡率下降。与此前其他人的研究一样，福格尔的研究证实了身高是健康的指标。经过几年的研究，他在1986年得出结论：1800~1980年，营养水平的提高对英国人口死亡率下降的影响占40%。[1]

福格尔继续深入分析人类身体的变化。在解释身高增长和体质迅速增强的原因时，他指出："科技革新力与环境控制互为因果，相互提升，创造了一种独特的人类生理发展模式，它比传统概念中的达尔文主义演化快得多。"[2] 通过操纵环境和发明技术，人类能够逃离进化长廊，加速自己的生长。根据福格尔的说法，卡路里的可获得性是人口增长的一个主要决定因素，这在今天已经是人们公

---

[1]　Robert W. Fogel, "Nutrition and the Decline in Mortality since 1700: Some Preliminary Findings", in S. L. Engerman and R. E. Gallman, (dir.), *Longterm Factors in American Economic Growth*, University of Chicago Press, 1986.

[2]　Robert W. Fogel, Nathaniel Grotte, "Major Findings from *The Changing Body: Health, Nutrition, and Human Development in the Western World since 1700*", *Journal of Economic Asymmetries*, 2011.

认的结论。推力来自人，其影响也施加于人。

在他的第二本书中，福格尔还强调营养带来的生理进步具有一种令人振奋的特征，即它具有传递性。他指出："一代人的健康和营养，通过母亲和婴儿及儿童的经验学习，对下一代人的健康和长寿有所助益。与此同时，健康和寿命的提高使下一代人能更努力、更长久地工作以创造资源，这些资源反过来又可以用来帮助后代茁壮成长。"①

福格尔毕竟是一位经济学家。他从人体测量学和营养研究中得出的合乎逻辑的结论是，这种历史上独一无二的生理进化产生了经济效益。1993 年，他被授予诺贝尔经济学奖。福格尔虽然是因为对铁路工业和奴隶制经济作用的研究而得到诺贝尔奖评审委员会的奖项，但他在获奖感言中，强调了营养与经济增长之间的联系。

细菌理论

细菌理论确认了微生物的存在。它指出，特定的微生物会引发特定的疾病。细菌理论的建立是医学史、健康史上最重要的事件之一，也许也是整个人类历史中最重要的事件之一。它的冲击是全面且彻底的，永远影响着整个地球。细菌理论改变了人类对健康和疾病的理解，为公众带来了更智能的公共治疗，为患者带来了更有效的临床解决方案。它也改变了人类的生活和看待世界的方式。

与所有伟大的理论一样，细菌理论并不是突然出现的。它既非从零开始建立起来，也非某人的独立研究成果，更不可能从天而

---

① R. Floud, Robert W. Fogel, B. Harris and S. C. Hong, *The Changing Body: Health, Nutrition, and Human Development in the Western World Since 1700*, Cambridge University Press, 2011.

降。它已经存在了很长一段时间但始终没有得到承认，并一直遭受顽强的抵制。19 世纪末，得益于更加宽松的环境和大量适时的机遇，知识的积累和传播明显加速。

简单来说，至少有 4 个背景因素为细菌理论奠定了基础。它们各自的贡献无法量化，每一个似乎都起到了决定性作用。随后，三位领军人物——路易·巴斯德、罗伯特·科赫和约瑟夫·李斯特（Joseph Lister）——以一种无可置疑的方式创立了细菌理论。①

第一个背景是，早在 16 世纪，传染病学者就相信疾病是由"可转移的生物体"引起的。② 传染病学的反对者相信瘴气理论，并成功打压了传染病学，但传染病学的拥趸持续存在。随后，巴黎医学院的先锋学者推导出人类疾病的两个全新的基本特征——局部性和特异性。在巴黎学派出现之前，希波克拉底和盖伦的理论认为疾病是人体紊乱或体液之间普遍失衡的表现。巴黎医学院的学者推翻了这种错误的认知，对他们来说，疾病最初是局部的，只影响一个或几个器官，然后才可能影响整个身体。这种观点的改变是根本性的。巴黎医学院的学者还指出，疾病具有特异性，也就是说，一种疾病不可能变成另一种疾病，而当时人们通常认为这是可能的。这意味着每种疾病的发生都与一些决定性原因相关。这两个新特征——局部性和特异性——对于使细菌与疾病之间的因果关系变得可信至关重要。

此后，克劳德·伯纳德的工作强调了实验室的价值。他执着地想要证明，在其他条件完全一致的前提下，两种实验结果的差异来

---

① Frank Snowden, *Epidemics and Society. From the Black Death to the Present*, Yale University Press, 2019.

② Steve M. Blevins, Michael S. Bronze, "Robert Koch and the 'Golden Age' of Bacteriology", *International Journal of Infectious Diseases*, 2010.

自不同的干预。在医院进行的研究无法对条件做出这种控制。贝纳德的另一个伟大发现是，疾病不仅具有特异性，而且会持续变化。这些进步不是在医院而是在实验室里取得的。细菌理论很多最重要的研究成果都是在实验室里获得的。

最后，在赢家取得成功之前，输家往往早已存在。有两位失败者在没有得到认同的情况下，严肃地证明了某种病原体是导致疾病的必要因素。一位失败者是研究霍乱的斯诺，另一位是塞梅威斯。伊格纳斯·塞梅威斯（Ignaz Semmelweis，1818－1865）是一名在奥地利执业的匈牙利医生，他在维也纳的一家产科诊所工作。当时，产妇分娩后的并发症之一是由子宫细菌感染引起的产后发烧，这种感染通常是致命的。塞梅威斯观察到他所在诊所两个部门的感染率存在显著差异。[①] 在由产科医生和医科学生为妇女接生的部门，大约18%的产褥期妇女感染；在助产士所在的部门，这一比例仅为3%。塞梅威斯怀疑，这种差异与医生在妇女分娩当日早上进行的尸检有关，他们在这两项工作之间未洗手。当一名同事在尸检中受伤，并在感染后不久死于类似分娩后的发烧时，塞梅威斯的假设得到了证实。

塞梅威斯要求医生洗手，这促使两个部门的感染率下降到相似的水平——约2%。尽管有这些统计证据，塞梅威斯并没有得到应有的回报。他的老板约翰·克莱因（Johann Klein）取消了他的行医资格。克莱因说："那些谁也看不见的小粒子是什么？这简直太荒谬了！塞梅威斯先生的小东西只存在于他的想象中！"[②] 塞梅威斯离开奥地利产科诊所回到匈牙利，在那里他继续将他的发现应用

① Roger Dachez, *Histoire de la médecine. De l'Antiquité à nos jours*, Tallandier, 2012.

② Michel Deveaux, *De Céline à Semmelweis. Histoire d'une thèse, histoire d'une œuvre*, L'Harmattan, 2015.

到其他产科诊所，并取得了持续的成功。历史上的说法有些含混不清，但几乎可以确定的是，他在孤独和苦闷中郁郁而终。

斯诺和塞梅威斯的主要区别在于他们的研究规模。斯诺是一名流行病学家，塞梅威斯则是一位临床医生。此外，他们都科学地证明了一定有什么东西导致了他们所研究的疾病出现，斯诺针对霍乱展开研究，塞梅威斯则主要研究产后感染。他们的不幸在于无法以看得见、摸得着的方式证明自己的观点。路易-费迪南·赛琳娜（Louis-Ferdinand Céline）在关于塞梅威斯的医学博士论文中写道："他在看不到微生物的情况下触摸到它们。"① 统计数据不足以让斯诺和塞梅威斯取得胜利，尽管他们的方法很有效，但无法令人完全信服。人们总是笃信眼见为实，但当时技术手段的不足令几乎可以确信存在的微生物不可见，甚至不可感知。相反，瘴气，即使定义模糊，却显得更真实，因为它们与每个人都能闻到的难闻气味有内在的联系。

天才路易·巴斯德

路易·巴斯德是最早发现微生物的人之一，他是实验主义的知识分子，也是人类疫苗接种的第二位领军人物。他的一生可以大致分为4个阶段——生物学研究阶段、动物健康研究阶段、动物免疫研究阶段和人类免疫研究阶段，每个阶段都包含着伟大的发现，并通过演化的连贯性联系在一起。巴斯德于1822年出生在法国汝拉省，经过两次考试后被巴黎高等师范学院录取，成为一名化学专业预科生。1847年路易·巴斯德完成论文答辩，早期的工作令他发

① Louis-Ferdinand Céline, *Semmelweis*, Gallimard, 1952.

现一些分子以两种不同但对称的形式存在。今天，这种具有相同化学式但结构不同甚至互为镜像的化合物被称为异构体：它们是面对面的两个分子，就好像右手和左手。巴斯德发现，在植物界和动物界，也就是生物界，人只能观察到化合物的一种形式，而无法观察到另一种形式。他由此推断，分子取向是区分生命世界和无生命世界的标准。巴斯德的这个早期发现看起来似乎抽象且遥远，但它预示着化学家巴斯德日后将"意外闯入"生物学领域。

1849 年，巴斯德在斯特拉斯堡大学任职，1854 年又去了里尔科学学院并担任院长。在工作转换的同时，他的研究领域从化学领域转向了生物学领域。担任农业和工业顾问期间，巴斯德开始证明微生物的存在。通过研究牛奶和葡萄酒这两种饮料，他对发酵产生了兴趣。① 他花了大约 20 年来研究这个主题。乳酸发酵使牛奶不洁净，醋酸发酵使葡萄酒变得难喝。当时人们已经了解发酵过程，但不明白其原理，认为它们源自某种化学反应。巴斯德证明，发酵实际上是一个生物过程，是细菌造成的。1857 年，巴斯德成为巴黎高等师范学院的教务主任，这使他有条件考察不同类型的发酵。他成功地在显微镜下观察到了第一批细菌，并在实验室里培养它们。最后，他通过实验方法找到了解决方案。加热牛奶或葡萄酒可以在不改变其味道的情况下杀死细菌，这种处理方式在今天被称为巴氏灭菌法。巴斯德在这一时期应该已经提出了微生物与人类疾病之间存在联系的假设，但他后来才证实了这一论断。

与此同时，与同时代的菲利克斯·阿基米德·普歇（Félix Archimède Pouchet）的一场争论，推动巴斯德继续从事生物学研

① 晚些时候，巴斯德又开始应企业家的要求研究啤酒，这些企业由于第三类发酵而面临产量问题。

究。普歇是自发生成理论的拥护者。虽然巴斯德是一位非常虔诚的教徒，但他不相信自发生成，因为这违背了决定论。法兰西学术院决定让巴斯德和普歇展开学术争论。通过一系列理性的实验，巴斯德证明了自发生成并不存在。生命不是凭空出现的，细菌的存在只表明细菌本来就存在。巴斯德成为近代微生物学的奠基人。

1865～1870 年，巴斯德转向研究动物健康，这段时期对巴斯德的一生尤为重要。[①] 促使他转变研究方向的同样是一种工业——丝绸工业[②]，蚕顺理成章地成为第一种被巴斯德研究的动物。求助于巴斯德的工业家们经常遇到原因不明的生产问题，他们既不知道如何避免也不知道如何解决它们。巴斯德暂居在后来更名为阿勒斯（Alès）的阿莱（Alais），专注研究蚕的生产。通过在显微镜下的观察，他了解到实际上有两种不同的疾病影响着蚕场：蚕微粒子病和蚕软化病。这两种疾病由两种不同的微生物[③]引发，但详情是后来才被发现的。巴斯德甚至找到了一种蚕的分选方法来分离感染病例。

1867 年，巴斯德辞去了巴黎高等师范学院的管理职务，因为他与一些学生发生了冲突，他们觉得他太苛刻了。他写信给拿破仑三世，请求资助巴黎高等师范学院的一个研究实验室。拿破仑三世同意了，并于 1868 年开始建造这个实验室。同年 10 月 19 日，巴斯德感觉不舒服，他注意到自己身体的左半部分有刺痛感。尽管如此，他还是参加了法国科学院的一个会议。会后他回到家，没吃晚

---

① Frank Snowden, *Epidemics and Society. From the Black Death to the Present*, Yale University Press, 2019.

② 作为一名科学家，巴斯德与许多行业关系密切，这是他职业生涯的显著特征之一。他的工作始终是纯粹的科学研究，但它们的应用对他来说至关重要。巴斯德对当时法国经济最重要的行业产生了诸多影响。

③ 两种不同的微生物是真菌和病毒。

饭就上床睡觉了。严重的脑溢血在晚间发生，巴斯德左侧偏瘫，失去了讲话的能力。当时巴斯德45岁，他的妻子和老板（也是他的密友）皮埃尔-奥古斯丁·贝尔坦（Pierre-Augustin Bertin）在他康复期间给予他很大的帮助。他首先恢复了说话能力，之后又恢复了思考能力。身体的其余部分需要更长的时间才能恢复，巴斯德再也无法控制他的左手，这在他后来的肖像画中可以明显地看出来。

巴斯德尽快恢复了对微生物的研究。对历史学家来说，19世纪70年代是细菌理论确立的时期。巴斯德开发了一种严格的方法，对每一种微生物的研究都实行3个步骤：分离、培养和增殖。他首先在显微镜下观察一种新的微生物，通常是某种细菌，继而克服困难培养它。最后，他将其接种到动物身上以复制疾病，并再次证明特异性模型（一种微生物对应一种疾病）的有效性。

19世纪70年代，巴斯德完成了他职业生涯的第三个研究阶段，即动物免疫研究阶段。① 与其他许多人一样，他也思考了免疫所表现出来的各种现象。人痘接种法和詹纳发明的牛痘接种法已经建立在巴斯德所说的"非复发性"免疫＊的基础上。但如何在为生物体免疫的同时不对生物体造成伤害仍然是一个挑战。詹纳用一种类似天花但无害的疾病来解决这个问题，幸运的是，这种疾病产生了交叉免疫。巴斯德寻找不同的解决路径，他想要消灭细菌，但不知道如何做到这一点，许多尝试失败了。当时，他对鸡霍乱很感兴趣，人们现在知道它是由一种细菌引起的，这种细菌后来被命名为巴氏杆菌。鸡霍乱对人类来说不是问题，但它会导致鸡腹泻，让人想起人类霍乱。母鸡受到感染后不超过两天就会死亡。

---

① Roger Dachez, *Histoire de la médecine. De l'Antiquité à nos jours*, Tallandier, 2012.

＊ La "non-récurrence"，即今天所说的终身免疫。——译者注

事实证明巴斯德的运气不错。1879 年，出于尚不清楚但应该含有一部分偶然性的原因，巴斯德观察到鸡霍乱的某些菌株不再引发疾病。这些菌株是在盛夏时无意中留在实验室的。高温下的潜伏期足以改变它们，也就是说，菌株在致命性被削弱的同时保持了免疫原性。巴斯德延续了他的逻辑。在母鸡身上确定这种菌株不再具有致病性后，他给同样的母鸡注射了一种新的活菌株，它通常具有猛烈的毒性。为了进行比较实验，同样的毒株也被注射到另一群非免疫的母鸡样本中，巴斯德称之为"新母鸡"①。结论是显而易见的。被无意中减毒的菌株感染的母鸡没有生病，它们已经免疫了，巴斯德用"抗感的"这个词形容它们。未感染减毒菌株的母鸡患上霍乱并死去。巴斯德找到了两个关键的概念：减毒和无复发。减毒的菌株不会引起疾病，但它确实使感染者产生了免疫力，这解释了感染者不再复发的现象。在此过程中，巴斯德发现毒性不是一种固定的属性，它是可以被改变的。

在这一实验之后，发生了第二起同属于巴斯德动物免疫研究阶段的事件。巴斯德对炭疽发生了兴趣。炭疽是一种影响牛羊的细菌感染，可以导致大规模牲畜死亡，现在几乎已经消失。炭疽在不同地方有不同名称，这些名称均与死亡动物身上观察到的黑色血液有关。输血可导致炭疽传染，这在当时已经被证明了，但巴斯德的研究远不止于此。1877 年，他分离出了炭疽杆菌，并证明了它可以通过食物传播。早些时候，在德国，罗伯特·科赫也发现了同样的细菌。不久之后，巴斯德与梅伦农业协会讨论了开发炭疽疫苗的问题，之后他又一次执行了他的比较实验方法。1881 年 5 月，在塞纳-马恩省的普伊勒福特公共实验期间，巴斯德用减毒炭疽杆菌给

大约 20 只羊和几头牛接种了疫苗。几天后，他给这些动物和另一组相似但未经预处理的动物接种了一种未减毒的炭疽菌株。1881年 6 月 2 日，在公众和记者面前，对比结果极具说服力。所有预处理过的动物都健康地活着，未经预处理的动物则死去或病得很重。

普伊勒福特公共实验刚好与一个产生系列发现的时间段重合。欧洲的几个实验室分别发现了大量的细菌：巴斯德本人在 1878~1879年发现葡萄球菌和链球菌；阿尔伯特·奈瑟（Albert Neisser）发现导致淋病或"热尿病"的淋球菌；沙门（Salmon）发现引起伤寒的沙门氏菌（1880 年）；科赫在 1882~1883 年发现霍乱弧菌。与此同时，一种新的学科出现了，这就是微生物学。它改变了人们对疾病的看法，并得到许多同时代人的认同。法国军事外科医生夏尔-伊曼纽尔·塞迪欧（Charles-Emmanuel Sédillot）提出了 microbe（微生物）这个名词，这是 microvie（微型生命）词源的缩写。利特雷采纳了这个术语，并于 1886 年将其收录在他的《医学词典》中。

在普伊勒福特公共实验之后，巴斯德开始他的第四次也是最后一次研究方向转变，这次是人类免疫研究，即人类疫苗接种研究。19 世纪 80 年代，巴斯德开始研究狂犬病。这是一种自古文明时代就被普遍认知的动物疾病，它引起无法控制的躁动症状，并迅速导致患者死亡。患者发病的画面尤其令人震惊，狂犬病始终令人恐惧。这种疾病通过患病动物抓咬传播给人类，产生相似的临床症状。狂犬病会导致患者的病情不断恶化，直到患者昏迷和死亡，并给目睹患者死亡的人带来巨大的心理创伤。

狂犬病对巴斯德来说是一种研究起来更困难的疾病。他无法识别致病的微生物，因为它与病毒有关，而不是细菌。巴斯德使用的光学显微镜无法观察到病毒，它们只能在电子显微镜下被观察到。①
巴斯德及同事埃米尔·鲁克斯（Émile Roux）一起研究了中枢神经
系统，也就是患病动物的大脑和脊髓。考虑到疾病的症状，他们认
为微生物应该就在那里。他们在狗身上进行实验，也在兔子身上做
实验，这可以使实验危险性更小、更方便执行。尽管如此，他们还
是在实验室里放了一把枪。如果其中一个人被咬了，另一个人必须
杀死他，以避免被患病动物咬伤的人承受感染狂犬病的痛苦。他们
成功地使狗将狂犬病传染给兔子，然后让患病的兔子继续传染给其
他兔子。这种动物之间的病毒转移缩短了狂犬病的潜伏期并使其稳
定在 7 天。他们获得了一种毒性稳定的病毒。

此后，为了减毒，巴斯德和鲁克斯取出动物的骨髓以使它们干
燥。骨髓碎块被放置在烧瓶里，烧瓶中的钾吸走空气中的水分。减
毒的效果很好，并且与骨髓干燥的程度成正比：骨髓在高温中停留
的时间越长，它们就越干燥，微生物的毒性就越小。巴斯德和鲁克
斯在动物身上进行了疫苗试验，以验证减毒和无复发性。经过实验
他们发现，接种干燥骨髓的动物不会发病。之后，当它们接种越来
越不干燥，甚至是新鲜的骨髓时，它们仍然没有发病。免疫效果
很好。

巴斯德被这些进展鼓舞，但为疫苗的局限性感到担忧。他意识
到他的生产方法很低效，而且与狂犬病流行病学不相容。这种疫苗
的接种永远不会是一种预先计划的需求，因为咬伤无法预测，需要
的是紧急干预。然而，巴斯德的疫苗生产过程必须持续下去，以维
持随时可用的病毒库存量。对巴斯德来说，"这种方法只有在发生

---

① 直到 1962 年，狂犬病毒才在电子显微镜下首次被观察到。

不可预见的、需要立即启动干预的狂犬病抓咬事故时，才可能被使用"[1]。1885 年 7 月 6 日，不可预见的事故终于发生了。

　　阿尔萨斯杂货商泰奥多尔·弗纳（Théodore Vonné）、9 岁的阿尔萨斯男孩约瑟夫·梅斯特（Joseph Meister）和他的母亲来到了巴斯德的实验室。弗纳的狗咬了它的主人，逃跑之后又严重咬伤了年幼的约瑟夫。弗纳射杀了他的狗，并对它进行了尸检。狗胃里装满了干草和木头，这似乎证实它疯了。弗纳没有被严重咬伤，狗的牙齿没有穿透他的衬衫。巴斯德认为他没有被狂犬病毒感染的风险，让他回了阿尔萨斯。约瑟夫·梅斯特的情况更令人担忧。巴斯德当天在法国科学院有一个工作会议，他与在场的两名医生谈了这件事。他们紧急为约瑟夫·梅斯特做了检查，考虑到他的受伤程度，认为感染风险很大。正如巴斯德所写，"这个孩子的死亡似乎是不可避免的，我决定在约瑟夫·梅斯特身上尝试我在狗身上一直奏效的方法"。道德困境甚至导致埃米尔·鲁克斯离开了巴斯德。几个月来，他们一直犹豫是否要在不做出正式决定的情况下进行人体试验。

　　7 月 6 日晚上，两位法国科学院医生中的一位给约瑟夫·梅斯特注射了第一剂疫苗。由于巴斯德不是医生，他无权为别人接种疫苗。注射的试剂中含有死兔骨髓，已经干燥了 15 天。在随后大约 10 天的时间里，约瑟夫·梅斯特又接受了 12 次疫苗注射，毒性越来越小。最后一次注射是用新鲜的、有毒的骨髓进行的，以最大限度考察疫苗效果。与此同时，为了做对比，巴斯德每次都给不同的兔子接种和约瑟夫·梅斯特相同的疫苗，这些比较总是基于理性，以加强证据。他预期的效果实现了，即第一批疫苗的毒性减到了足够低的水平，不会引发狂犬病，但最后一批疫苗毒性过低，因为动

物生病了。不过，生病的不是约瑟夫·梅斯特，他再也不会得狂犬病了。这件事被保密了几个月。

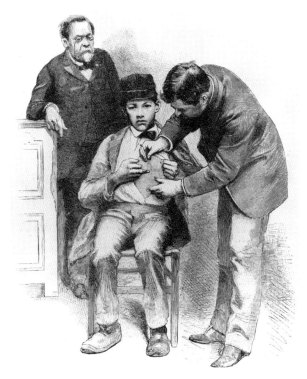

**图 5-3 1885 年 7 月 6 日，约瑟夫·梅斯特接受狂犬病
疫苗注射，路易·巴斯德在旁边观察**

同年秋天，巴斯德遇到了他的第二个病例。刚被严重咬伤的 15 岁牧羊人让-巴蒂斯特·朱庇勒（Jean-Baptiste Jupille）来到实验室。巴斯德记录了事件的经过："他看到一只长相可疑、身型高大的狗扑向 6 个比他更年轻的同伴，就拿着鞭子冲到动物面前。狗咬住朱庇勒的左手，朱庇勒把狗摔在地上并用自己的身体

压住它，右手掰开它的嘴，把左手抽了出来，但又被咬了几下。最后朱庇勒用鞭子的带子绑住它的鼻子，抓住它的一只脚，把它打倒了。"① 巴斯德为朱庇勒接种了疫苗，朱庇勒活了下来。就在那时，巴斯德公开宣布了他的发明。他很快就不得不面对一连串的攻击。到 1886 年 10 月，2490 名患者在巴黎高等师范学院的实验室接种了治疗性的狂犬病疫苗。巴黎高等师范学院实验室太过狭小，巴斯德学院于 1888 年 11 月宣告成立，巴斯德一直担任院长直到 1895 年 9 月 28 日去世。约瑟夫·梅斯特成年后曾是学院的管理员。1940 年，为避免目睹德国人进入巴黎，他选择了自杀。

巴斯德并没有创立传染病学，传染病学家早在 1 个世纪甚至 2 个世纪之前就出现了。他也并不是发现细菌的人，17 世纪安东尼·范·列文虎克（Antoni Van Leeuwenhoek）就在显微镜下观察到了细菌。特异性概念不是巴斯德而是在他之前的巴黎医学院提出的。巴斯德只是"证实了微生物在特定疾病中的作用，并设计了一种实验方法"②。他是微生物学和免疫学的主要奠基人之一。他研制了预防狂犬病甚至治疗狂犬病的疫苗。有趣的是，巴斯德的免疫学理论是错误的。他认为减毒的微生物会从宿主身上带走对它们至关重要的物质，也就是说，它们会清空宿主身体里的病原体，把它们当成"食物"吃掉。巴斯德相信这样一来，病原体的营养物质就会被耗尽，这是他对免疫所持的一种被动性理念。他并没有把免疫看作一种活跃的反应。

---

①　Louis Pasteur, *Écrits scientifiques et médicaux*, Flammarion, 1994.

②　Frank Snowden, *Epidemics and Society. From the Black Death to the Present*, Yale University Press, 2019.

另一位领军人物：罗伯特·科赫

罗伯特·科赫是继巴斯德之后细菌理论的第二位领军人物，他以一种不同的风格成为巴斯德的补充者和竞争者。1843 年，科赫出生在德国西北部的矿区。① 他的父母有 13 个孩子，这解释了为什么他们没有足够的时间对每一个孩子给予照顾。科赫主要是由他的叔叔抚养长大的，他的叔叔是一名摄影师，这并不是一件无关紧要的逸闻。科赫对摄影充满热情，并对自然科学和考古学产生了兴趣。科赫痴迷于科学研究和微生物可视化，其科学生涯实现了不同爱好的完美融合。科赫学过医，在 1870 年法德战争（普法战争）中他因为近视而被转换编制，但他自愿作为军队医生参战。1872 年战争结束后，他在西里西亚有 3000 位居民的沃尔斯坦镇当医生。从 1875 年起，他对微生物学产生了更大的兴趣，他的妻子给他买了第一台显微镜。科赫特别研究了 3 种疾病：炭疽、结核病和霍乱。

科赫重视对炭疽的研究，因为他意识到这种疾病对牲畜造成的破坏力巨大。炭疽杆菌比较容易识别，它的个头特别大。由于没有实验室，科赫在自己家里工作。沃尔斯坦附近的一个农场暴发炭疽期间，他在显微镜下检查了一只病羊的血液，这使他能够看到细菌并进行视觉捕捉。科赫为历史贡献了第一张细菌的照片。然后他观察所谓的"孢子"状态，即细菌进入静态阶段的形式。这种状态使它们能够在体外环境中生存，而不仅仅存活于动物体内。这一发

---

① Steve M. Blevins, Michael S. Bronze, "Robert Koch and the 'Golden Age' of Bacteriology", *International Journal of Infectious Diseases*, 2010.

现至关重要，因为孢子说明了炭疽病主要依靠间接传播。奶牛通常是在吃地上的青草时染病的，① 而不是通过它们之间的直接接触传染。

观察阶段过后，科赫进行了实验。他以细菌的一般形态或孢子状态将细菌接种到一系列动物身上，包括兔子和老鼠。这些动物发病后死亡。科赫检查了它们的血液或组织以确认同一种细菌的存在，这愈发证明它就是疾病的病原体。他还将感染组织导入兔子的眼睛，很快就发现细菌可以在里面繁殖，这些兔子很快就死了。1876 年，科赫发表了关于炭疽的论文。在很短的时间内，科赫成功地设计出观察和培养细菌的方法——通过提取眼液——并了解了炭疽杆菌的生命周期，他将这种杆菌命名为炭疽芽孢杆菌。

科赫在沃尔斯坦待了几年，然后在柏林担任微生物研究小组的负责人。正是在那里，他开始研究结核病，这种病也被称为"白色瘟疫"。患结核病可能是当时人类最主要的死亡原因，约 1/7 的死亡是由这种疾病造成的。② 希波克拉底在公元前 460 年就描述过它，人们甚至认为它在新石器时代就已经出现，在埃及木乃伊的骨骼上就曾发现结核病的痕迹。除了其巨大的流行病学影响外，这种疾病还引出了分类问题。它以具有极大差异性的不同形式存在，甚至在同一个器官内也可能表现为不同的形式，当时人们尚不清楚这些形式是否与同一病原体有关。人们已经开始怀疑结核病具有传染性，甚至将其当作已得到证实的结论并采取隔离措施。这些措施产生了一些实际效果，但远不足以解决问题。

这种细菌很难分离和培养。但在研究柏林慈善医院的患者样本

---

① 被污染的土地被称为"被诅咒的土地"。

② 2018 年，结核病在全球造成 150 万人死亡。

时，科赫终于发现了结核杆菌。与此同时，他证实结核杆菌在健康人体内是不存在的。他还观察到，细菌的数量和病变（结节）大小之间的关系，这加强了他对细菌与疾病之间因果关系的假设。科赫认为这一观察阶段令人鼓舞，但还不够。此后，他进行了实验。科赫成功地培养了这些细菌，尽管它们生长困难且缓慢。在给 217只动物注射了一批细菌后，科赫发现这 217 只动物都长出了结节。他的预判得到了证实，即存在"剂量-效应"关系：细菌越多，病变就越多或越严重。科赫还确认，这种细菌存在于各种临床形式的结核病中，因此可以将它们联系到一起。最后，他在痰液中发现了结核杆菌，并证实了痰液的传染性，这对公共疾病预防方案的制定起到了关键性的作用。①

科赫在 1882 年 3 月的一次会议上公布了他的全部发现，并于几周后公开发表。② 他收集了 200 多个显微样本。国际社会立即接受了他的研究结果，科赫正式成为结核杆菌的发现者。综合所有的观察和实验，科赫的研究成为一个完美的范本。得益于大量数据的支持，科赫的研究定义了证明病原体与疾病之间因果关系的方法③，这些方法远远超出了结核病的范围。今天，我们知道它们不再有效，但其所体现的智慧将永远不会被磨灭。

科赫的最后一个重大成就是关于亚洲霍乱。1883 年暴发了一场国际流行病，科赫和他的团队去了印度。他们分离出这种细菌，

① 科赫宣布发现结核杆菌后不久，相关单位决定对衣服和床单进行消毒，并禁止人们在公共场所吐痰。

② Robert Koch, "The Etiology of Tuberculosis", *Reviews of Infectious Diseases*, 1882.

③ 因果关系的确定必须满足 4 个条件：微生物必须存在于所有患者的体内，但绝不存在于非患者的体内；微生物必须能从患病的有机体中分离出来，并且必须能够培养；培养的微生物被导入健康的有机体时，必须引起疾病；微生物必须能够从患病的接种生物体中重新分离出来，并且必须与原始微生物相同。

并根据流行病学数据证明了它的致病性。

就像在两位领军人物之间经常发生的那样，科赫和巴斯德之间的关系很复杂。他们似乎一开始很友好，但后来关系变糟了。科赫以其强硬的性格而闻名。当巴斯德开发出一种炭疽疫苗时，科赫要求对样本进行检测。由于一次失误，这些样本中不仅含有减毒细菌，还含有另一种细菌。科赫发表了一篇评论，要求巴斯德证明他的疫苗在德国的有效性。他在该评论中写道："到目前为止，巴斯德在炭疽方面的工作没有任何结果。"此后，在日内瓦的一次会议上，巴斯德为自己的做法进行了辩解。科赫随后答道："当我看到巴斯德先生①今天要谈论的主题是减毒时，我非常想参加这次会议，希望从这个相当有趣的话题中学到一些新东西。我必须承认我很失望，因为巴斯德先生刚才的演讲毫无新意。我认为在这里回应他对我的攻击是没有意义的，我将通过医学期刊来发表我的观点。"不仅如此，科赫对巴斯德还有过更糟糕的公开评论："巴斯德不是医生，不能指望他对疾病的病理过程和症状能做出正确判断。"②

目前我们尚不清楚这两位科学家之间的相互敌意是否产生了更多的负面影响而不是积极影响，但至少这种敌意延迟了科学发现被承认的时间。与此同时，敌意也对科学家的研究产生了激励作用，如果他们确实需要激励的话。这两位科学家在方法和理论体系上有所不同。巴斯德当时二十几岁，他不是医生，而是化学家，对微生物科学抱有广泛的兴趣。科赫是一名医生，他的研究更多集中在疾

---

① 科赫有意使用了法文的"先生"一词。
② Robert Koch, "On the Anthrax Inoculation" (1882) in *Essays of Robert Koch*, Greenwood Press, 1987.

病的微生物成因上。巴斯德研究感染的机制[1]，科赫则擅长培养细菌。巴斯德致力于通过人类个体免疫来保护人类，科赫更喜欢通过卫生措施来保护社区。在这个故事里，化学家变成了临床医生，临床医生变成了公共卫生工作者。

整体来说，科赫的研究具有重大的历史意义。科赫凭借 30 年的研究工作，对微生物培养、消毒和灭菌产生了永久的影响。他将实验工程学引入医学和微生物科学，这种工程学方法沿用至今。从他的研究成果来看，他的极端严谨是显而易见的。科赫所提倡的方法——比较、消除偏差、复制——仍然完全有效。他确实犯了一些明显错误[2]，但谁也不能因为这些错误而否定他的成果。科赫于1905 年获得诺贝尔生理学和医学奖。

外科医生约瑟夫·李斯特

约瑟夫·李斯特是细菌理论的第三位领军人物。巴斯德是化学家，科赫是医生，李斯特则是外科医生，他在爱丁堡工作。1846年，外科手术的第一个关键问题得到了极大的改善：麻醉术被发明。它的迅速推广使手术室发生了三个变化：第一，手术室变安静了，患者不再大喊大叫；第二，手术时间延长了，因为外科医生不再需要匆忙进行手术；第三，一些此前难以想象的手术成为可能。实施手术的医院数量大幅增加，但外科手术的第二个关键问题——术后感染——依然没有得到解决。[3] 外科医生知道如何进行手术，

---

[1]　George Rosen, *A History of Public Health*, MD Publication, 1958.

[2]　科赫试图利用细菌提取物寻找一种治疗结核病的方法。他称这种提取物为结核菌素。这种治疗最终被证明无效。

[3]　手术的第三个历史问题是出血，这一问题后来通过止血技术得到了解决。

手术也进行得很顺畅，但术后阶段的致命感染率非常高，术后感染主要是伤口和疤痕感染。居高不下的术后感染率导致外科手术只会在病况十分紧急和严重的患者身上实施。爱丁堡教授詹姆斯·辛普森（James Simpson，1811-1870）曾说过："躺在我们外科医院手术台上的人的死亡风险比滑铁卢战场上的英国士兵的更高。"[①] 研究甚至表明，在医院接受手术干预时，术后感染率要比在家里接受手术高得多。这种医院特有的负面影响被称为"住院症"。今天，它被称为"医源性"感染。

李斯特了解巴斯德的工作。巴斯德的发现使他确信，术后感染并不像人们认为的那样源于患者体内，而是来自外部，也就是说，来自空气中的某种东西。李斯特在19世纪60年代发明了灭菌剂，其有效成分是苯酚。在他的手术过程中，4个地方使用苯酚杀菌：他的手、他使用的器械、房间里的空气和患者的伤口。李斯特在手术前用苯酚处理双手、消毒医疗器械、涂抹在患者伤口上并喷到空气中。效果立竿见影，他将术后死亡率降低了300%。与塞梅威斯一样，李斯特也遇到了阻力，但他的心理抗压能力无疑更强，他坚持了下来。两个主要原因导致外科医生拒绝李斯特的创新方法。第一个原因是思想方面的原因，他们不相信或不想相信它。第二个原因源自灭菌剂给外科医生带来的不便。喷洒在空气中的苯酚令他们咳嗽，消毒过程也很耗时。统计数据最终获胜：在抗菌药的作用下，患者存活率的系统性提高说明了一切。[②] 外科手术从此不再局限于紧急救治，它的发展再无障碍。

---

① George Rosen, *A History of Public Health*, MD Publication, 1958.
② 李斯特于1864年和1867年在《柳叶刀》上发表了两篇主要论文来描述他的研究结果。

一场革命

细菌理论对人口健康产生了巨大的积极影响，它的应用使以前无法实现甚至无法想象的治疗成为可能，社会公共卫生措施也变得更加智慧、有效。细菌理论与指导英国公共卫生运动的污物理论不同，但它们所倡导的政策朝相同的方向发展。住房——被认为是风险的来源——已经现代化了，厕所和洗手池都被打扫干净。提高公众卫生认知的宣传被强化。人们被禁止在公共场所吐痰，咳嗽时必须捂住脸，并养成经常洗手的习惯。细菌理论也改变了医学研究的内容，提高了医生的社会地位。它改变了临床实践，引入了新的测量方法（如测体温）以及新的检测方法（如使用显微镜）。

人类开始生产疫苗，至今不曾停止。就在巴斯德之后，一个重大的转折出现了。巴斯德关于细菌减毒的理论基础是错误的，他当时并不清楚疫苗的作用机制。詹纳和巴斯德可能有一些伟大的发现，但这些发现只是经验论的结果，也就是通过观察得出的。在19 世纪的最后 10 年，疫苗的开发开始变得理性，而不仅仅依靠经验。[1] 法国、英国、德国和美国的医学研究中心都做出了相关的科学研究。最重要的发现是细菌毒素和细菌灭活方法。随后，抗毒素产生，人们发现免疫者的血清中含有抑制毒素和细菌复制的物质——实际上就是抗体。在 19 世纪结束之前，针对伤寒、霍乱和鼠疫的灭活细胞疫苗已被研制出来。

然而，弗兰克·斯诺登敏锐地指出了细菌理论的两个负面影

---

[1] Stanley A. Plotkin, Susan L. Plotkin, "The Development of Vaccines: How the Past Led to the Future", *Nature Reviews Microbiology*, 2011.

响。第一，细菌理论无意中鼓励了针对某种特定微生物的垂直型公共卫生运动。这导致公共卫生运动放弃横向行动，不再关注健康不良的社会根源——贫困、营养和住房。斯诺登强调，公共卫生运动已经将人们的注意力从社会事业转移开，而细菌理论进一步缩小了公共卫生运动的视野。第二个负面影响与道德有关。细菌理论研究需要做大量的动物实验，绝大多数动物肯定遭受了痛苦。当时没有任何针对这类实验的规定，甚至不存在道德框架。动物研究的监管直到 20 世纪中期才发展起来。

尽管存在这些问题，人类健康状况的改善仍在继续，这意味着第一次世界大战爆发前人类寿命在稳步增加。在欧洲，公共治疗和疫苗在增加预期寿命中所占的确切比例无法量化，但人们承认，细菌理论的影响是巨大的。它加速了流行病学的转变，抑制了传染病，使无数儿童免于过早死亡。19 世纪末，大约 30% 的人类死亡是由感染造成的；到 20 世纪末，这一比例降至约 4%。细菌理论的发展对人类健康和长寿的贡献比任何医学创新都大，它彻底改变了人类的世界观和生活方式。

第六章

1918~1919 年：西班牙流感

1918 年初，世人都希望第一次世界大战的第五年可以是最后一年。1917 年 11 月俄国革命后，人民委员会立即要求停战。美国总统威尔逊早在 1918 年 1 月就提出了和平计划。德军的进攻仍在继续，但力量似乎有所减弱。这场战争已经造成 1500 多万人死亡。

人们在 1918 年初预感到第一次世界大战可能即将结束。然而，他们没有想到，一场前所未有的大流行病在相当于第一次世界大战战程 1/5 的时间内造成的死亡人口会是第一次世界大战导致的死亡人口的 2~5 倍。人们没想到流行病是不可预测的。流行病可能由特定因素导致，但人们无法做出预警，因为他们不知道如何做。突然出现是流行病唯一的呈现方式，惊慌是它们带来的不变结果。

流感病毒通常存在于我们所处的环境中。它们在我们周围移动了数万亿次，却并不总是攻击我们。病毒寄生在它们的天然宿主身上，也就是说，数以亿计的野生鸟类（可能是水鸟或海鸟）身上。大流行（亦称大流行病）是由一种叫作基因重配的机制引起的：两种流感病毒结合在一个细胞中产生一种新的流感病毒。

我们无法预测下一次大流行病病毒基因重配的地点和时间。流感的暴发是季节性的，因此是有规律的，大流行病则毫无规律可言。

突然出现

1918 年初，流感在冬天像往常一样肆虐，没有人特别注意它。与战争有关的事件无疑削弱了它的重要性。战争问题成为大多数人担忧的对象，它也带来一种希望，从而抑制了其他可能的担忧。我们知道西班牙流感是何时开始受到关注的，[①] 但不知道它究竟是在什么时间、什么地点开始的。人们足够了解它的发展过程，但对它的起源知之甚少。历史学家仍在就它发生的时间和地点争论不休。

在大流行病变得严重之前，我们只知道有些事情发生了。在大流行病开始之前的冬季和春季，发生了几次持续时间很短的流行病。[②] 人们患这些流行病的症状与患流感的症状似乎一致，但我们不能确定这些流行病是流感，因为它们的临床表现不具备特异性。许多疫情的暴发短促且猛烈，当我们知道接下来会发生什么时，它们尤其令人不安。它们突然出现，没持续太久，致死率很低。它们局限在某个地区，似乎没有扩散，这在一定程度上与它们和之后暴发的大流行病有关的观点相矛盾。如果一个或多个疫情与西班牙流感的甲型流感病毒有关（这仍然是可能的），那么我们尚不清楚为什么在天气条件更有利的时候大流行病没有出现。

有人认为，西班牙流感的最初发病地可能是中国、美国堪萨斯州的哈斯克尔县或法国加来海峡的滨海埃塔普勒（Étaples-sur-

---

① 西班牙流感并不是西班牙独有的，它之所以被称为西班牙流感，是因为西班牙是唯一一个公开该疾病信息的国家。西班牙在战争期间是中立国，因此不受军事机密的约束。

② J. K. Taubenberger, J. C. Kash and D. M. Morens, "The 1918 Influenza Pandemic: 100 Years of Questions Answered and Unanswered", *Science Translational Medicine*, 2019.

Mer）。这三个地方有一个共同点：人与野生动物的关系。1995 年的埃博拉病毒和 2020 年的新冠疫情都是由人类接近动物引发的。历史学家、世界公认的西班牙流感专家约翰·M. 巴里（John M. Barry，1947 年至今），是一部这方面专著的作者。[1] 巴里在书中驳斥了西班牙流感始于中国和法国的假设。他认为，一些证据表明，流感病毒扩散到欧洲之前就已经在美国传播了。[2] 相关研究显示了病毒从一个美国军营传到另一个军营，之后扩散到城市，最后抵达欧洲。时间线似乎证实了西班牙流感源自美国，最后传播至全球。美国军队很可能是一个主要的病毒载体。

西班牙流感确切起源地的问题仍然没有得到解决。一些报告和研究提到了堪萨斯州芬斯顿军营的情况，但巴里认为它是二次传播的中继点，而不是最初发病地。最早引起他注意的是哈斯克尔县，它也位于堪萨斯州，但距离芬斯顿约 500 公里。我们可以想象当时堪萨斯州一个县的乡土环境，巴里证实了这一点：人们在那里饲养鸡、牛和猪。洛林·米纳（Loring Miner）在哈斯克尔县行医，经常与他同为医生的儿子一起工作。巴里强调了米纳父子工作的科学严谨性。1918 年 1 月和 2 月，他们观察到一种类似流感的流行病，但规模不同寻常。抵抗力最强的健康年轻人受到感染后患上肺炎，最后往往丧命。疫情在一段时间内遽速发展，之后却突然消失了。米纳向政府报告了此事，当地政府在几个月后发布了预警。

巴里认为哈斯克尔县暴发的流感是"世界上第一个有记录的流

---

① John M. Barry, *La Grande Grippe. Comment la grippe espagnole est devenue la pandémie la plus meurtrière de l'histoire*, Alisio, 2020. 应当指出的是，该书原版于 2004 年出版，新冠疫情出现后它被及时地翻译成了法语。

② John M. Barry, "The Site of Origin of the 1918 Influenza Pandemic and its Public Health Implications", *Journal of Translational Medicine*, 2004.

感暴发的例子，这场流感如此不寻常，以至于医生向卫生部门发出了预警"。他明确地将哈斯克尔县认定为西班牙流感的发源地，认为如果这一论断被否认，那么就没有任何其他可能了。有人可能会反驳他：证据的缺失并不意味着证据不存在。尽管如此，巴里还是追踪到了芬斯顿军营的病毒传播情况。这个营地居住着成千上万名士兵，其中许多人在哈斯克尔县发生疫情后生病了。这个营地也是军队外派的枢纽。首先，其他美国营地报告了疫情，随后在欧洲也出现了疫情。法国布雷斯特港作为美国最重要的登陆地点，成为西班牙流感的下一个暴发地。巴里的论断无法被证实，但它确实合情合理，而且目前没有比它更有说服力的论断了。我们永远无法确定西班牙流感的起源，但1918年初在堪萨斯州发生的疫情确实与之相关。现有的历史资料和流行病学证据有力地指出，堪萨斯州可能就是西班牙流感病毒形成的地方。而大流行发生的确切时间和地点，可能永远是个谜。

残酷的全球性大流行

　　之后的事情更广为人知，也更容易理解。这是一场极其残酷的流行病，它经历了3个阶段，跨越了夏季、秋季和冬季三个季节。我们将这场大流行划分为"三波"。一场大流行可能有几波疫情的事实并不是什么新鲜事，1889年的流感大流行就是这样。有关资料一致认为，第一波西班牙流感开始于1918年6月或7月。当我们审视它在全球范围内出现的情况时，它的特征是显而易见的：这是一种普遍的暴发。[①] 经过一个不确定

---

① J. K. Taubenberger, J. C. Kash and D. M. Morens, "The 1918 Influenza Pandemic: 100 Years of Questions Answered and Unanswered", *Science Translational Medicine*, 2019.

和无法检测的阶段后，西班牙流感在世界各地同时出现了。如果在世界地图上标记西班牙流感暴发的地点，1918 年 7 月的世界看上去会像遭受了一轮有组织的攻击。这种病毒在几个国家同时出现，其实它很可能之前已经在这些国家潜伏，并在未被注意的情况下暗自传播。

历史文献并不是追溯这一事件的唯一资料类型。我们还可以分析流行病留存下来的记录，即与常年相比，呼吸系统疾病造成的超额死亡数据。这些数据被重建。通过考察死于肺部疾病的人数的额外增长观察疫情传染情况，这种方法基本是可信的。检视每个国家的这一指标结果证实，西班牙流感大约于 1918 年 7 月在世界范围内出现。这一共时性现象再次表明，造成这种情况的甲型流感病毒早就"周游列国"。不管它源自哪里，它已经得到了广泛传播。虽然它从一开始便造成了感染和死亡，但当时的规模尚不足以引起人们的注意。因为西班牙流感导致的人口死亡情况并没有什么特别之处——所有流感导致的死亡情况看上去都差不多。直到人口死亡率明显超过正常阈值时，人们才认识到发生了疫情的大流行。事实证明，这场大流行几乎是在全球同时发生的。

第一波疫情主要影响欧洲国家和其他地区的一些国家，但其强度较低，致死率中等。也许这种相对温和的疫情与季节有关，夏季不利于流感传播。对大多数患者来说，西班牙流感只是一种普通的流感，既没什么不同，也不严重。患者表现出相似的症状：流感病毒总有不变的临床表现。大多数感染 1918 年西班牙流感病毒的人只有几天的普通症状。其康复是自发的，没有留下任何后遗症。人们当时给这场流感起了个名字叫"三天热"。只有一小部分患者死于流感，这一比例很小，但远高于流感致死的历史水平。① 在第一波疫情中，大城市居民受到的影响更大，但这并不是最严重的。北欧——斯堪的纳维亚半岛、德国北部和英格兰——受到的影响尤其严重。许多英国城市在第一波疫情中的经历更加艰难。虽然巴黎与英国城市之间的人口流动非常频繁，但是历史学家和流行病学家无法理解为什么当时巴黎几乎没有被西班牙流感波及。总的来说，法国并没有受到第一波疫情的严重影响。

更致命的第二波西班牙流感疫情

1918 年夏末，流感的衰减非常明显，高峰已经被远远甩在后面。第一波疫情无疑被认为是过去的事了。没有人真正理解发生了什么，有些人甚至没有注意到流感的存在。

当德国人在福煦元帅的军队面前撤退时，战争即将结束的传言变得越来越可信。历史学家经常说，战争造成了 1800 万人死亡，和平又带来了致死的西班牙流感。许多被感染的士兵将病毒带回了家，把流感传染给了家人和身边的朋友。很明显，战争的结束是庆祝和集会的主题。费城游行就是其中最引人注目的例子。

费城计划了一场游行活动。最重要的是，这也是一场筹集资金——出售著名的战争债券（war bonds），也被称为自由债券——的游行。美国财政部希望战争债券的认购能为战争的最后阶段提供资金。费城的领导人知道，第一波流感疫情对欧洲的影响比对美国的更大，他们也知道下一波疫情可能即将到来。1918年 9 月 17 日，该市报告了一例流感病例。游行原定于 9 月 28 日举行。市政官员认为，尽管接到了预警，但病毒似乎不太可能被

---

① 今天，流感的平均致死率估计约为 1‰。

传播给平民。卫生部门试图降低活动的风险，实行了一些预防措施，① 比如建议游行的参与者在活动当天不要咳嗽或吐痰。游行如期进行。据报道，参加活动的人们看起来非常开心。几天之后，他们生病了。几周后，人们被恐惧包围。10 月 3 日，费城市政府封城，但为时已晚。费城开始经历第二波西班牙流感疫情，这使它失去至少 1 万居民。9 月 28 日的费城游行作为巨大的聚集性传染事件而闻名。

对巴里来说，费城市政府的忽视反映了美国联邦政府对西班牙流感的宣传态度。巴里认为，这是一种必须避免的典型错误。② 巴里将这种态度与对第一次世界大战的宣传态度相比较。简言之，当局交替采取两种几乎同样有害的态度：什么都不说或撒谎。

什么都不说的人有威尔逊总统，他在 1918 年秋天没有就疫情发表过任何公开声明。他的一位顾问在一份备忘录中警告他，大多数公民"精神上是孩子"。撒谎者则包含卫生署署长。他说："如果采取适当的预防措施，人们就没有理由担心这次流感。"虽然当时秋季的疫情越来越严重，但当局每天都在宣布：感染者数量达到了拐点，局势已经得到控制。根据巴里的说法，政府和领导人的不诚实显然产生了与他们所希望的相反的效果，即人们丧失信心和开始恐慌。人们活在谣言或想象中。由于缺乏信息或者说缺乏真实信息，整个社会的凝聚力受到了削弱。

西班牙流感在秋季的第二波疫情是最致命的。它在最短的时间内累计造成最多的死亡人数。一切几乎都发生在 1918 年 10 月初到 11 月底。历史学家和流行病学家研究证实，在所有可获得数据的

---

① Kathleen L. Collins, et al., "Truth and Transparency in a Time of Crisis", *JCI Insight*, 2020.

② John M. Barry, "Pandemics: Avoiding the Mistakes of 1918", *Nature*, 2009.

国家，秋季疫情对大流感总死亡人数的影响最为严重。而如果没有第一波疫情，情况可能会更糟。事实上，人们在大流行的夏季阶段产生了一些免疫力，它们对个体起到了保护作用。根据约翰·M.巴里和塞西尔·维布（Cécile Viboud）的研究[1]，这种免疫效用使病毒感染率降低了35%到接近100%，人口死亡率下降50%到90%。这些比率与目前的疫苗免疫水平相当。两位研究人员还观察到已经适应军营环境的军人和新兵在发病率和死亡率方面存在显著差异。针对这一现象的假设是，在相关军营服役时间超过1个月的军人可能在第一波疫情中就暴露在病原体环境中。因此，这些军人受到第二波疫情的影响更小，病例和死亡人数也更少。

1918年冬天到1919年春天，第二波流感疫情很快就由第三波流感疫情接替，其间，病毒可能已经发生变异，病毒的毒性变小。变异带来的衰减可能解释了为什么第三波疫情没有那么严重，尽管它发生在冬季。

非典型性大流行

西班牙流感不仅非常致命，而且是非典型性的。这种非典型性与处于危险中的人有关。与其他流感大流行相比，它有两个特性：年龄相关性和高致病性。

西班牙流感的第一个特性是年龄相关性。通常来说，无论是普通流感还是大流行的流感疫情，死亡率曲线都随年龄的增长呈现 U 形。大多数流感致死者是非常年轻和非常年老的患者。在这两者之

---

[1] John M. Barry, Cécile Viboud, et al., "Cross-protection between Successive Waves of the 1918-1919 Influenza Pandemic: Epidemiological Evidence from US Army Camps and from Britain", *Journal of Infectious Diseases*, 2008.

间，青少年和中年个体可能会被感染，但死亡率几乎为 0。

西班牙流感按年龄分布的死亡率曲线并不呈 U 形，而是呈 W 形，在幼儿和老年人的死亡高峰中间，增加了死亡率的第三个高峰：流感致死的 20～40 岁人群。[1] 年轻人和中年人的这种易感性此前从未在任何流感疫情中被观察到，此后也再没有过报告。这是 1918 年西班牙流感的一个特例。此外，老年人死亡率曲线的峰值比预期的低。这种 W 形死亡率曲线形成的原因仍在讨论中，我们尚未得出确定的结论。

W 形死亡率曲线存在几种可能的解释。针对 20～40 岁人群，一些专家提到一种自体细胞的免疫失控，即"细胞因子风暴"[2]。这些连锁的免疫反应由病毒触发，但在没有病毒的情况下依然可以继续发生。它们会导致许多器官功能紊乱和器官衰竭，患者经常因此死亡。另一种有可能同时存在的可能性也是免疫学性质的，涉及其他流感疫情可能提供的某种保护。1918 年西班牙流感疫情中，老年人的死亡率低于预期死亡率，这可能与一些老年患者在 19 世纪已经接触过某些非常相似的病毒有关。最后，有人提到 20～40 岁人群的活动模式，他们的流动性更强，他们经常去适合微生物传播的人群密集地区，暴露于流感病毒环境的风险更大。最后，值得注意的是，5～14 岁的儿童是历史上最不容易感

---

[1] David M. Morens, Jeffery K, "Taubenberger. The Mother of All Pandemics is 100 Years Old (and Going Strong)!" *American Journal of Public Health*, 2018.

[2] 细胞因子是具有免疫作用的细胞。在新冠疫情期间，细胞因子风暴变得"流行"。人们很快发现，许多 SARS-CoV-2 引发的死亡是由细胞因子风暴导致的，后者导致了严重的炎症和其他致命并发症。此外，一些针对免疫系统的药品在患者身上产生的有效性证明，它们可能在风暴达到峰值之前纠正风暴。参见 Olivier Hermine et al., "Effect of Tocilizumab vs Usual Care in Adults Hospitalized with COVID-19 and Moderate or Severe Pneumonia", *JAMA Internal Medicine*, 2020.

染流感的年龄组，但在西班牙流感传播期间，这一年龄组的死亡人数是1889年大流行病相同年龄组死亡人数的4~5倍。这些因素共同显示了1918年甲型流感病毒的特强致病性。

西班牙流感的第二个特性正是它的高致病性。1918年直接导致患者死亡的并不是甲型流感病毒。大多数患者死于细菌合并感染，而不是流感，这一点已经得到证实。呼吸道的细菌合并感染今天已为人熟知，甚至被视为典型。病毒性支气管炎和病毒性肺炎都有可能具有细菌性，令病情变得更严重。导致合并感染的细菌并非来自外界，而是来自患者体内，即我们的身体通常携带的肺炎球菌、链球菌和葡萄球菌。在呼吸道细菌合并感染的例子中，这些细菌藏在患者的鼻咽部①。出于未知的原因，细菌合并感染导致了某些病毒性肺炎。西班牙流感的致死率其实就是这种并发症的死亡率，三种细菌在几个月内导致了数千万人死亡。

对感染流感病毒后死亡的患者进行的尸检结果，为细菌合并感染提供了明确的证据。病理解剖学家在显微镜下分析从患者身上提取的肺部切片，观察到两种病变。一种是病毒性损伤带来的肺泡病变，令液体可以渗透进去。肺泡被水浸入后导致肺水肿，如果血液通过，肺水肿则表现为肺出血。换句话说，这些病变从身体内部令患者溺水，与其他原因导致的肺水肿一样。但这并不是最严重的，也不是致人死亡的原因。

另一种是病理解剖学家反复甚至系统地检测到的具有细菌特征的异常。这是一种被称为"多核中性粒细胞"的白细胞渗入肺

---

① 鼻咽位于咽的上部、颅底下方、软腭之上。它是诸多菌群寄生的地方，但它们是共生性的，也就是说，这些细菌正常地在那里生存，与人的机体保持着非病态的平衡。当这种平衡被打破时，感染便会发生。

部的现象。[1] 此病理过程非常清晰：这种疾病是从患者最初染上的（流感）病毒性肺炎演变而来的。患者的免疫防御能力开始下降时，患者继发了细菌合并感染。这就是所有医学院学生都会学到的著名的急性叶性肺炎[2]。在很大程度上，甚至在大多数情况下，这种细菌合并感染是致命的。抗生素在当时尚未出现。过度频繁的细菌合并感染是西班牙流感最不正常的特征之一。患者刚开始从流感中恢复，便又受到自身细菌的侵害。许多人最终未能抵御这种强烈的攻击。

　　一个法国研究团队估计了西班牙流感在欧洲造成的死亡人数。[3] 在阿兰-雅克·瓦勒隆（Alain Jacques Valleron，1943 年至今）的监督下，研究人员得出结论（部分运用外推法）：这场大流行病在欧洲共造成 264 万人死亡，占欧洲大陆总人口的 1.1%，在法国则造成 20 万~40 万人死亡。这组"沉重"的数据似乎并不是均匀分布的。法国研究人员观察到地理上的南北差异与他们的预期正好相反。南欧国家受到的影响比北欧国家受到的影响更致命。比如，意大利的累计超额死亡率超过 172%，而芬兰的累计超额死亡率仅为 33%。通常情况下，寒冷的天气条件有利于流感病毒的传播和侵袭，而西班牙流感这种反向效应出现的原因尚不明确。

　　美国的情况没有那么严重，尽管这场大流行病很可能起源于美国。虽然各国对美国死亡率的估算不尽相同，但一致认为美国的死亡率低于欧洲国家的死亡率。据报道，美国死亡人数为 50 万~67.5 万，占全国人口的 0.6%~0.8%。美国死亡率低于欧洲国家死

---

[1]　Z. M. Sheng, et al., "Autopsy Series of 68 Cases Dying before and during the 1918 Influenza Pandemic Peak", *Proceedings of the National Academy of Sciences*, 2011.

[2]　其他与细菌性肺炎并发症相对应的更严重的病变显然亦被提及，如胸膜炎或肺脓肿。

[3]　Séverine Ansart, et al., "Mortality Burden of the 1918–1919 Influenza Pandemic in Europe", *Influenza and Other Respiratory Viruses*, 2009.

亡率的原因尚不明确。美国平民和军人的流动或许不如欧洲大陆频繁，这可能限制了病毒的传播。另一种假设是，欧洲内部的冲突导致医疗系统进一步恶化，患者得不到应有水平的治疗和护理，因此成为政治局势的间接受害者。

封控的影响

针对1918年流感病毒的治疗手段非常有限。现在我们知道，当时最有效的医疗手段是护理。这种护理没有什么特别之处，既可以在医院也可以家里进行。目前我们还不清楚这种护理是如何改善患者预后的。当时，没有抗病毒或抗菌药物可用，也没有其他药物可以对流感产生直接影响或对并发症进行治疗。显然，当时也没有流感疫苗[①]。有几个因素可以解释护理的治疗效果：良好的水合作用、适当的营养、房间通风、充足的休息，甚至精神鼓励。[②] 隔离措施可能在防止导致合并感染的细菌传播方面发挥了作用，但时过境迁，这一点已经无法被证实。

针对大流行病，亦存在公共应对措施。2020年，新冠疫情让我们认识了封控政策，但其实早在1918年，人们已经因为流感而经历过封控。西班牙流感的公共应对措施有很多，如关闭学校和教堂、禁止公众集会、强制公众佩戴口罩、隔离患者和广泛消毒。研究人员回顾性地分析了这些封控和保护措施，以评估其有效性。美国的情况可能是最有意思的。我们知道美国各城市的死亡率存在显著差异，还知道，这些城市由地方政府管理，它们自主决定实施什么公共卫生

---

① 第一支流感疫苗诞生于1936年。

② David M. Morens, Jeffery K. Taubenberger, "The Mother of All Pandemics is 100 Years Old (and Going Strong) !", *American Journal of Public Health*, 2018.

限制措施来应对疫情。这些措施的类型和持续时间因城市而异。

封控措施的差异是否能够解释不同地区流行病感染率和死亡率的差异？流行病学的模型预测给出了肯定的答案。但这些模型只是数学模型，因此只在理论层面成立，现实仅对它们进行了一些边缘性的补充。模型是基于研究人员做出的假设构建的，因此它们很容易受到人为错误的影响。建模人员的假设基于构建模型时可用的数据，而这些数据总是不可靠的。关于病毒的知识一直在变化，而且永远不完整。在新冠疫情开始之初，美国传染病学家安东尼·福奇（Anthony Fauci）就曾说过："正如我告诉过你们的，模型的好坏仅取决于你引入的假设的好坏。"

两个不同的团队试图将它们的模型与美国西班牙流感的历史数据进行比较。① 他们首先对大约15个美国城市进行了调查，逐个收集公共应对措施数据，并试图将其与当地疫情联系起来。简言之，这些研究得出的结论是，封控措施显著有效，但主要表现在死亡率曲线峰值上。据估算，封控措施对疫情的缓解作用为30%~50%。封控对总死亡率的有效性似乎不那么确定，也更不稳定，特别是因为这一结果似乎是由封控持续的时间决定的。封控使死亡率曲线波动趋缓，从而对峰值起作用，但可能会延长整个死亡率曲线，这并不一定会改变最终的死亡人数。两个团队都得到了正面、局部的研究结论，这也正是它们先验假设的一部分。研究团队还揭示了2020年人们广泛观察到的一个事实：落实公共应对措施的时

---

① Martin C. J. Bootsma, Neil M. Ferguson, "The Effect of Public Health Measures on the 1918 Influenza Pandemic in U. S. Cities", *Proceedings of the National Academy of Sciences*, 2007. Richard J. Hatchett, et al., "Public Health Intervention and Epidemic Intensity during the 1918 Influenza Pandemic", *Proceedings of the National Academy of Sciences*, 2007.

机至关重要。封控越早实行，效果就越好。在指数曲线的情况下，封控每晚开始一天，造成的影响已非简单叠加，而是成倍增长。

美国医生和历史学家、密歇根大学的霍华德·马克尔（Howard Markel）等人做了更深入的研究。他们也进行了类似的调查，样本城市多达 43 个。[①] 此外，他和他的团队使用了更可靠的原始资料。总之，与之前的分析相比，马克尔使用了更多、更好的数据。他的团队确定了 3 个因素：开始封控的日期、总持续时间和实施措施的类型（关闭学校、取消公众集会、隔离）。由此，马克尔观察到封控措施对死亡率曲线峰值和死亡率的有效性。最有效的组合封控措施应该是关闭学校和禁止集会。封控开始得越早，死亡率曲线峰值到来得越晚。最后，开始更早且延续时间更长的封控显著降低了总死亡率。马克尔研究了许多双峰值城市的案例，因此更有意义。他注意到，过早停止封控措施会重新激活疫情，令这些城市经历第二个死亡率高峰。由此看来，封控效力表现为一种暂停效果，只有在维持封控的情况下，封控效力才会持续。对双峰值城市的研究具有很高的科学价值，它强化了所谓的因果推论，即封控是降低死亡率的唯一措施。这些城市凭借自己的经历成为历史的见证者。根据马克尔的观察，在维持封控的城市从未出现第二个死亡率高峰。不过他也承认，某些城市的数据不合逻辑：尽管封控程度较低，但这些城市的表现依然良好。马克尔没有针对这些问题给出解释，这些城市的数据只是少数现象的代表，它们的存在对显见的总体趋势并不构成实际影响。[②]

[①] Howard Markel, et al., "Nonpharmaceutical Interventions Implemented by US Cities during the 1918–1919 Influenza Pandemic", *Journal of the Medical American Association*, 2007.

[②] 值得指出的是，在上文引用过的研究文献中，约翰·巴里和塞西尔·维布提出了封控效力以外的假设，以解释第二波疫情中美国城市死亡率的差异。免疫效应或病毒毒性的变化也被认为是可能的解释。

上述关于封控效力的工作在今天引起了更大的共鸣。它们可以形成线索，但并不是决定性的，因为它们对当今世界的外推性并不显著。1918 年的社会与今日的社会大不相同。当时的住房面积更大，人们更少旅行。此外，1918 年的病毒不是 SARS-CoV-2。在1918 年部分奏效的措施在 100 多年后不会自动奏效。此外，封控措施不仅造成了直接影响，还造成了间接影响。它们对人类行为的影响超出了当初的预设，这也在情理之中。马克尔的研究无法回答的问题涉及封控的解除。隔离人群可以争取到时间，但封控措施解除后，病毒就有了新机会。有时，季节变化或病毒突变可以让疫情减弱①，但这不是必然的。截至 2021 年，封控措施解除的问题仍未得到解答。

西班牙流感的遗留问题

虽然我们目前还不甚明晰，但可以确定的是，全球死于西班牙流感的人数达到了创纪录的水平。所有地区都受到了影响，包括最偏远的地区。据估计，全球大约 1/3 的人患病，死亡人数约为2000 万人。由于缺乏来自最不发达国家的数据，这些评估无法做到精准。一些研究人员随后采用了创新的人口统计学方法来填补这些空白。② 他们的工作提高了西班牙流感的死亡率估值。历史学家现在认为，西班牙流感的死亡人数为 5000 万人至 1 亿人，占当时

---

① 疫情后期受到影响的美国城市情形要好得多，这可能与更高效的封控措施有关，因为这些城市有更多的时间做准备。不过，病毒向衰减方向的变异也是可能的原因之一。

② Siddharth Chandra, et al. , "The Evolution of Pandemic Influenza: Evidence from India, 1918-1919", *BMC Infectious Diseases*, 2014.

世界人口的 2%～5%。实际情形已经永远无法为人所知，但我们可以肯定的是，这场大流行病造成的死亡人数比人类历史上任何流行病造成的死亡人数都多。大多数患者在几周内死亡，人类的预期寿命在 1918 年形成了一个空洞。然而，美国并不是受大流行病影响最严重的国家，那里的人口预期寿命只是暂时减少了 12 年而已。①

西班牙流感异常高的死亡率有可能被错误地认为是由于它在时间上接近第一次世界大战。一些人认为，战争直接或间接地让人类变得虚弱，特别是在营养方面，因此人们更容易感染流感病毒。这种直觉与有关数据相矛盾。毫无疑问，病毒的传播由人口流动和人口集中引起。无论是在战区还是在没有参与战争的印度，病毒传播的速率是相同的。此外，受到最致命影响的军队不一定是那些参与前线战斗的军队，而是那些人口密集程度最高的军队。

大流行病或其他极端事件的潜在影响不只表现在死亡率统计数据上。大规模的健康灾难不仅导致死亡，它们的影响可能远远超过病患伤亡的层面。19 世纪霍乱的暴发和大流行造成的死亡人数要少得多，但产生了巨大的影响。② 霍乱是一种可怕的疾病，也是埃德温·查德威克公共卫生运动兴起的原因之一。它的历史影响超过了它在流行病学层面的重要性。1918 年出现的大流行病则不同，它的历史印迹是分散的，在一些方面几乎不存在，在另一些方面则有目共睹。专家们认为，第一次世界大战改变了历史的进程——哪怕只是为第二次世界大战做准备，但西班牙流感并没有改变世界。尽管它是有史以来最严重的大流行病，但它看起来就像一道历史性

---

① Barbara Jester, et al., "Readiness for Responding to a Severe Pandemic 100 Years after 1918", *American Journal of Epidemiology*, 2018.

② Vincent Feré, «L'Europe du xixe siècle se préoccupait moins d'hygiène et de santé», *Commentaire*, printemps 2021.

的火花，一闪即逝。战争的结束与和平进程在流行病停止后重新占据了人们的思想空间。杰克·伦敦这样写道："能够忘记是心理健康的标志。"西班牙流感在人们心中停留的时间如此短暂，以至于历史学家阿尔弗雷德·W.克罗斯比（Alfred W. Crosby, 1931–2018）称其为"被遗忘的流行病"①。这场大流行病没有对社会和经济产生更多的影响，也没有引发任何变革。

西班牙流感有两种持久的影响，一种是负面的，另一种则是正面的。负面影响是流行病学层面的。西班牙流感结束了，但它给我们留下了病毒。100 多年来，所有的甲型流感病毒都是西班牙流感病毒的"直接后代"。因此，西班牙流感的病理影响巨大，它不仅限于 1918~1919 年大流行导致的人口死亡，还包括所有间接死亡，即西班牙流感之后的所有甲型流感导致的死亡。在世界范围内，每年有数十万这样的间接受害者，在过去的 1 个世纪里累计数百万人。在法国，每年有 1 万人至 1.5 万人死于流感。在美国，每年大约有 70 万人因流感住院，超过 5 万人死亡。② 所有季节性甲型流感病毒暴发以及随后的大流行都源自 1918 年出现的西班牙流感病毒。历史学家将它形容为"创始病毒"或"大流行病之母"。尽管人们接种疫苗，但流感似乎永远不可能结束，因为疫苗的效力十分有限，而且接种疫苗的人太少了。

病毒考古

然而，西班牙流感也产生了不可否认的正面影响：它推动了病

① Alfred W. Crosby, *America's Forgotten Pandemic*, *The Influenza of 1918*, Cambridge University Press, 1976.
② J. K. Taubenberger, J. C. Kash and D. M. Morens, "The 1918 Influenza Pandemic: 100 Years of Questions Answered and Unanswered", *Science Translational Medicine*, 2019.

毒学和医学的进步。1930 年研究人员从猪身上分离出甲型流感病毒，1933 年从人类身上分离出甲型流感病毒。随后，人们意识到季节性流感病毒与 1918 年大流行的病毒之间的关系。20 世纪 80 年代开发的基因组测序技术（著名的 PCR①）取得进步，让我们有了探查历史的能力。杰弗瑞·K. 陶本伯格（Jeffery K. Taubenberger）是病毒考古的领军人物。这位在德国出生的美国病毒学家在美国国立卫生研究院工作，后者相当于法国国家健康与医学研究院（INSERM）② 的美国版本。1995 年，他被允许进入前武装部队病理研究所的国家病理组织资源库。从 1918 年大约 100 名死者的尸检中提取的组织仍然被保存在那里，其中许多组织材料被固定在福尔马林中，并被石蜡包埋。③ 对医疗记录的检视表明，某些病例的组织中存在病毒基因组。陶本伯格对这些组织进行了分析，并在其中一名 21 岁男子的样本中识别出 9 个病毒的核糖核酸（RNA）片段④。对这些基因组片段的分析证实，西班牙流感病毒来自一只野生鸟。陶本伯格得出的研究结果还不是病毒的完整基因组，但已经提供了大量前所未有的信息。1997 年，他对前武装部队病理研究所病例的进一步研究发现了第二组病毒核糖核酸呈阳性的组织片段。

　　就在此时，陶本伯格得到了来自远方的意外帮助。约翰·赫尔廷（Johan Hultin）是一名瑞典裔病理解剖学家，就职于艾奥瓦大学。1951 年，他前往阿拉斯加的布瑞维格米申（Brevig Mission）进行科学考察，寻找西班牙流感感染致死者的肺部组织。1918 年，

①　PCR：Polymerase Chain Reaction，聚合酶链式反应。
②　Institut national de la santé et de la recherche médicale.
③　J. K. Taubenberger, et al., "Initial Genetic Characterization of the 1918 Spanish Influenza Virus", *Science*, 1997.
④　这 9 个片段分别属于甲型流感病毒 8 个基因中的 4 个。

这个阿拉斯加最西部村庄的村民主要是甚至完全是因纽特人。目前我们尚不清楚甲型流感病毒是如何传播到这一地区的——有些说法指向乘坐狗拉雪橇至此的旅行者，有些则提到了邮差。历史记录显示，1918年11月的5天里，西班牙流感夺去了村里80名居民中的72人的生命。死者的尸体被埋在附近山上的一个乱葬坑里。这个坑被冻结在永冻土中，赫尔廷希望它能保存受害者的组织，以获得1918年西班牙流感病毒。到达现场后，为了方便挖掘，他不得不生火解冻某些区域的土壤。① 他首先发现了一具小女孩的尸体，仍然穿着蓝色的裙子，头发上系着红色的丝带。之后，他从另外4具尸体上提取了自然保存的肺部组织。从阿拉斯加到艾奥瓦的返程像一场噩梦。回程的飞机必须定期停下来加油。每次着陆时，赫尔廷都会冲下飞机，试图用灭火器里的干冰重新冻结组织碎片。回到大学后，他未能从采集的组织材料中分离出流感病毒。赫尔廷的实验失败了。

45年后的1996年，赫尔廷联系了陶本伯格。他读了陶本伯格的论文，想返回阿拉斯加挖掘新的人类组织。陶本伯格对此很感兴趣。一周后，赫尔廷带着妻子的园艺剪刀登上了飞机。他重新打开了乱葬坑，挖出一具保存良好的尸体。这是一个肥胖的女人，她的脂肪组织起到了保护作用，将她与永冻土隔离开来。赫尔廷将冰冻的肺部组织碎片直接放入甲醛和乙醇中，并把它们送到了陶本伯格那里，后者在大约10天后打电话给他，告诉他发现了1918年西班牙流感病毒的核糖核酸片段。

通过比较前述两名士兵和因纽特妇女的基因组，病毒"猎人"

---

① https://www.cdc.gov/flu/pandemic-resources/reconstruction-1918-virus.html.

们发现它们之间的差异很小。[1] 三种病毒几乎完全相同，这证实了西班牙流感是由一种"真正的大流行性克隆病毒"引起的。[2] 在接下来的几年里，研究人员逐渐完成了病毒"拼图"，直到他们能够对整个基因组进行测序。其他组织碎片的分析工作也在进行，尤其是在英国。所有后续工作都证实，研究人员发现的病毒在基因上几乎相同。这种高度相似性进一步支持了西班牙流感由一种迅速扩散至全球范围的单一新病毒引起的论点。如果病毒能存在很长时间，它在传播过程中会发生更多变异，研究人员便会在世界各地观察到不同的病毒。

在针对安全程序进行了长时间的详细讨论之后，研究人员开始复活病毒。新的生物安全标准被制定出来，研究机构还专门招募了工作人员，包括特伦斯·M. 塔姆佩（Terrance M. Tumpey）博士。2005 年夏天，研究工作开始了。研究团队要求一次只能有一个人进入专门的实验室。在每个系列操作开始之前，塔姆佩服用抗病毒药奥司他韦（Oseltamivir）作为预防措施。他将基因组注射到人类肾脏细胞中，让它们制造 1918 年西班牙流感病毒的核糖核酸。病毒最终出现在细胞培养载体上。塔姆佩立即给同事们发了一封借用尼尔·阿姆斯特朗（Neil Armstrong）名言的电子邮件："这是我个人的一小步，却是人类迈出的一大步。"收到邮件的人都明白了这条信息的含义。

之后，复活的西班牙流感病毒被注射给一些老鼠，另外一些老鼠则被注射其他流感病毒。这一比较实验证实，复活的西班牙流感

[1]　A. H. Reid, et al., "Origin and Evolution of the 1918 'Spanish' Influenza Virus Hemagglutinin Gene", *Proceedings of the National Academy of Sciences*, 1999.

[2]　J. K. Taubenberger, J. C. Kash and D. M. Morens, "The 1918 Influenza Pandemic: 100 Years of Questions Answered and Unanswered", *Science Translational Medicine*, 2019.

病毒迅速复制，致死率极高，是其他流感病毒致死率的 100 倍。通过这些实验和随后的其他实验，塔姆佩和他的团队发现，1918 年的流感病毒之所以具有如此高的致病性，并非因为单一特定因素，而是因为多个特征的独特组合。[①]

这些实验表明，科学研究绝不是对历史的好奇举动或上流社会的消遣。让消失的病毒复活的目的是获取知识，以便对病毒有更多的理解，并在可能的情况下防止今后再次出现大流行病。它的目标是通过研究历史，解决当下的问题。这些努力绝不能停止，因为仍有许多问题没有得到解答。尽管 100 多年来数千名研究人员付出了巨大的努力，但面对一种甚至不到 10 个基因和 13000 个碱基对的小病毒，我们仍然无能为力。[②]

流感病毒主要寄生在由数十亿只野生鸟组成的自然宿主体内，它们会引起宿主无症状的消化道感染。宿主的转移十分罕见，涉及一种尚未被很好了解的基因演化。只有当一种新的变异病毒在人类世界广泛传播时，我们才会注意到这种演化，而且对它发生的过程不甚了解。关键的节点都是在自然界出现的，这使我们无法观察到它们。即使我们确定了一种已经广泛传播的病毒新变种，也无法预测它的大流行潜力。我们凭借目前所掌握的方法，几乎无法根据基因组对病毒传播做出判断。我们就像病毒学领域的"文盲"，每个字都看得清清楚楚却完全读不懂它们的意思。关于大流行病，我们只是粗浅地了解了导致全球感染的事件，但不足以避免它们。我们弄明白了其中的因果关系，但仍然无法预测此类事件。

---

① Terrence M. Tumpey, et al., "Characterization of the Reconstructed 1918 Spanish Influenza Pandemic Virus", *Science*, 2005.

② 人类基因组包含 5 万个基因和大约 30 亿个碱基对。

第二部分

医学时代

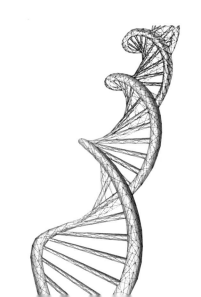

第七章

1945～1970 年：模式的转换

　　第二次世界大战的结束开启了一个新时代，不仅对地缘政治和国际经济而言，全球卫生体系也将迅速进入一个新阶段。许多国家首先扩大了人口的医疗福利覆盖范围，使更多人受益于科学和医学的进步。在法国，社会保障体系是依据 1945 年的条例建立的，它的创建甚至无须法律支持。1948 年 7 月，英国成立了一个类似的服务体系——国民保健服务体系。这两个主要由国家控制的医疗体系今天仍然存在，它们的运作并没有太大变化。所有民意调查都显示，这两个国家的国民都非常重视本国的社会保障体系。

　　西欧因世界大战而中断的预期寿命延长进程很快就恢复了。在法国，1945 年的死亡人数为 64.4 万人，位于自第一次世界大战以来法国的正常死亡人数区间。[①] 1946 年则只有 54.6 万人死亡，死亡人数几乎减少了 10 万人。这个数量级将在很长一段时间内成为新的常态，直到 21 世纪头 10 年的中期前后。七十多年来，法国的死亡人数一直保持在每年 55 万人以下，这一数字背后的含义深刻，因为在此期间，法国人口从 4000 万人增长到了 6500 万人并且日趋老龄化。在这一事实背景下，人口的总死亡率理应机械性上升。但

---

　　① 　在两次世界大战之间，法国每年有 65 万～70 万人死亡。

截至 2018 年，死亡人数才再次超过 60 万人。在同一时期，法国人均预期寿命的延长超过了 15 年。[①]

成年人的健康成为工作重点

1950 年，工业化国家人口的预期寿命为 65 岁至 70 岁，女性的预期寿命始终具有显著优势。在这些国家，截至 21 世纪，预期寿命每年增加几个月，每 10 年增加几岁。第二次世界大战后人类健康的延展，是建立在相对 200 年前而言的旧模式的改变之上。简单地说，这种改变可以概括为 3 个方面：年龄、慢性疾病和医学。旧模式的主要特征发生了逆转，受益的人群、针对的疾病和使用的方法都有所不同。第一，死亡率下降的人群不再是儿童，而是中年人或老年人。各项公共卫生措施已经通过降低婴幼儿死亡率延长了人口平均寿命。20 世纪下半叶的工作重点则是推动他们的父母和祖父母的健康进程。第二，在曾经通过控制传染病有效延长人口平均寿命的地方，另外两大威胁人类生命的"杀手"——心血管疾病和癌症——的预后改善，在统计学层面成为平均寿命延长的决定性因素。第三，至少在工业化国家，公共卫生工作在一定程度上被忽视，这些国家重点关注医学和改变某些行为。公共卫生措施给人一种已经达到极限的印象，这并非完全错误。对大多数工业化国家来说，生活环境被消毒，食物也不再短缺。医疗卫生工作现在有必要在一定程度上摆脱群体逻辑，重新将焦点放到个人身上，以继续延展健康和延长寿命。

然而，对数据的考察表明，两种模式之间的过渡并不明显。时

---

① 从 1950 年到现在，男性的预期寿命从大约 63 岁增加至近 80 岁，女性的预期寿命从 69 岁增加至 85 岁。

代的变化需要一个中间时期，这一时期大致是 1950~1970 年。事实上，为继续把婴幼儿死亡率降至最低水平，人们又花了 20 年时间。1950 年，法国的婴幼儿死亡率为 51‰，这一数字在 10 年后降至约 25‰，之后人们又用了 10 年把它降至约 17‰。婴幼儿死亡率的下降大大提升了国民预期寿命：20 世纪 50 年代，人均预期寿命从 66.4 年增加至 70.4 年。接下来的 10 年里，人均预期寿命的增幅放缓，但人均预期寿命仍然增加了 1.7 年。

"奇迹之药"

是什么因素导致预期寿命在 20 年的时间里增长了近 6 年？疫苗和抗生素似乎对预期寿命增加起了很大作用。战后，市场上出现了一些疫苗，特别是针对脊髓灰质炎和麻疹的疫苗（1963 年）。人口健康还受益于医药领域的重大创新。人们在 20 世纪 50 年代发明并商业化了许多具有里程碑意义的药品——抗生素①、抗焦虑药、降压药、口服避孕药等。英国人经常把这一时期的新药统称为"奇迹之药"（wonder drugs）。

药学历史学家认为抗生素是最重要的"奇迹之药"。它们也是第一批"奇迹之药"。第二次世界大战之前，抗生素或抗感染药物其实已经存在，只是没有得到系统性的研发。磺胺类抗生素是最早的口服抗生素，于 20 世纪 30 年代上市，并产生了一定的影响。亚历山大·弗莱明（Alexander Fleming）在 1928 年偶然发现了青霉素，但直到 20 世纪 40 年代它才被广泛应用。

---

① 这里我们指的是皮质类固醇，也被称为"类固醇消炎药"或"可的松"。皮质类固醇对许多炎症、感染或癌症有巨大的影响。它们至今仍被广泛使用。地塞米松是最早用来降低新冠疫情重症死亡率的药物之一。

战后一切都加速推进了。1948 年，针对结核病，史上第一个随机对照临床实验①将链霉素与"无药"进行了比较。治疗组的死亡率为 7%，卧床休息的对照组死亡率为 27%，影像学数据显示出两组之间更大的差异。实验证明，卧床休息对科赫杆菌没什么影响，但链霉素对科赫杆菌有效。与青霉素一样，链霉素是一种窄谱抗生素，对有限种类的细菌具有活性。同年，立达药厂（Lederle）在美国市场推出了金霉素。这是第一种广谱抗生素，尽管它并没有立即被认可，两年后辉瑞公司（Pfizer）推出的土霉素获得了第一种广谱抗生素的称号。随后出现了其他抗生素，它们有效地治疗了许多类型的细菌感染疾病，而且往往没有副作用。

几乎可以肯定的是，疫苗和抗生素在 20 世纪中期改善了人类健康状况，但我们很难得知其确切的影响程度。社会学家和人口学家塞缪尔·H. 普雷斯顿（Samuel H. Preston，1943 年至今）提供

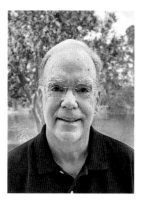

图 7-1　塞缪尔·H. 普雷斯顿

了一些答案。他毕业于普林斯顿大学，目前是费城宾夕法尼亚大学的名誉教授。普雷斯顿对了解人口及其健康做出了重大贡献，他的工作需要一整本书来讲述。

普雷斯顿早期的一篇文章特别有影响力。② 他研究了 1900～1960 年许多国家的社会健康梯度，即社会地位与健康之间的关系。他只收

---

① 随机化是指在临床对照实验中随机选择所接受的治疗类型（可能是安慰剂）。这是确保两组患者具有可比性的最佳方法，其结果的差异是治疗产生的差异，而不是两组患者之间的初始差异。

② Samuel H. Preston, "The Changing Relation between Mortality and Level of Economic Development", *Population Studies*, 1975.

集了两个变量（收入和预期寿命）的相关数据。在很长一段时间内收集如此巨量的数据本身就需要他付出相当大的努力。普雷斯顿首先观察到健康状况确实存在社会梯度，从而证实了维勒梅关于贫困与死亡率之间关联的定律。然后他注意到，这种社会健康梯度在1930 年后变得更加明显。他还发现，最显著的死亡率降低情况集中在经济发展的早期阶段。另一条不太正式却不断得到验证的一般性健康规律是：随着人口平均年龄的增加，卫生健康支出的回报率会下降。帮助预期寿命较低的人群延长几年寿命相对来说较容易，只需通过低成本的基本措施便可以实现。然而，人口老龄化程度越高，医疗体系就需要越多投资来取得微弱的成效，所依靠的医疗技术通常成本很高，甚至极其昂贵。通常情况下，"位置低的水果（low-hanging fruit）总是被最先摘下"，英国人用这句话比喻最容易实现的目标。但普雷斯顿计算出，如果收入是推动全球预期寿命延长的唯一因素，预期寿命只会增加 2.5 年，而不是他最终测得的12.2 年。因此，1930~1960 年，75%~90% 的寿命延长是由收入以外的因素造成的。这一算法适用于所有国家，无论其经济发展水平如何。普雷斯顿将这一时期的寿命增加归功于工业化国家疫苗和抗生素的发展。①

普雷斯顿在接下来的几年里继续他的工作，但没有实质性地改变他的研究结果和结论。1996 年，他对之前发表的一篇文章进行了修订，并对其中一个要点进行了更正。他承认，他曾受到"麦基翁执念"的影响，基于偏见而不是事实考量，从最初的分析中

---

① 普雷斯顿认为，欠发达国家人口寿命增加的原因与此不同。他谈到了虫媒控制、卫生治理、基本卫生习惯的普及教育，以及孕产妇和儿童保护工作的作用。

删除了一个变量。① 普雷斯顿在他的早期工作中排除了社会变化的可能作用。特别是，他没有正视受教育程度较高的母亲对儿童健康状况的改善作用。

普雷斯顿的研究结果显示了收入只是影响健康的因素之一，由此不出所料地受到了经济学家的批评。著名经济学家、美国财政部前部长、哈佛大学前校长劳伦斯·H. 萨默斯（Lawrence H. Summers）是试图推翻普雷斯顿部分结论的人之一。萨默斯在一篇题为《越富有越健康》② 的文章中指出，收入增加对包括最不发达国家在内的所有国家的教育和卫生都产生了积极影响。他认为不完善的方法论可能导致普雷斯顿低估了收入的作用。然而，争议并没有改变普雷斯顿研究的重要性。争议也不会改变 20 世纪 50 年代抗生素和疫苗对健康延展的主要贡献，尽管我们无法对其精确量化。

① John C. Caldwell, "Mortality in Relation to Economic Development", *Bulletin of the World Health Organization*, 2003.

② Lant Pritchett, Lawrence H. Summers, "Wealthier is Healthier", *Journal of Human Resources*, 1996.

第八章

心血管疾病

心血管疾病的"新"问题

由于婴幼儿死亡率已经降至 20‰以下，这一数字继续降低将变得更加困难，婴幼儿群体健康状况的任何改善几乎都不再会对预期寿命产生可检测的统计学影响。对成年人，特别是数量不断增加的老年人的照顾成为必须要做的事，尽管当时人们并不真的认为预期寿命还能增加。[1] 许多观察家和专家估测，其影响是有限的。1960~1970 年，预期寿命的微小变化也证实了与生物学极限有关的放缓论点。在此期间，法国国家统计与经济研究所发布了系统性的悲观预测，但后来这些预测被证明与事实相矛盾。

婴幼儿死亡率的急剧下降使大多数人能活到成年甚至更老，这使他们容易患上两种主要疾病——这两种疾病当时被认为是衰老不可避免的结果——心血管疾病和癌症。前者主要与心肌梗死和中风有关，这两种病症都由血管过度阻塞引起，而这种血管阻塞主要是一种叫作动脉粥样硬化的累积机制所致。有些中风可能源自血管破

---

[1]　David S. Jones, Jeremy A. Greene, "The Decline and Rise of Coronary Heart Disease: Understanding Public Health Catastrophism", *American Journal of Public Health*, 2013.

裂引起的出血，但这种情况并不是最常见的。癌症的种类非常多。它们可以影响几乎所有器官，甚至一个器官可以生出数种癌症。在工业化国家，四种癌症最为常见：乳腺癌、前列腺癌、肺癌和结肠癌。心血管疾病和癌症已成为致死的两种主要疾病，今天在世界各地仍然如此。

20 世纪 70 年代初，西方国家得到一个他们没有预料到的好消息：心血管疾病死亡率下降了。1972 年，美国和澳大利亚流行病学家公布的数据显示，冠状动脉疾病——也是导致心肌梗死的疾病——的致死率在 1968 年达到峰值后有所下降。人们对这些信息将信将疑。很多人对此持怀疑态度是因为他们不了解心血管疾病。1974 年，洛杉矶心脏病专家韦尔登·J. 沃克（Weldon J. Walker）在《美国医学协会杂志》上发表了一篇社论，题为《冠心病死亡率：发生了什么?》。[1] 他认为，有迹象表明，早在 1963 年，死于心脏病的人数就开始下降，但人们花了 10 年时间才意识到这一点。流行病学变化的发生和正式确认之间的延迟，是人口健康的一个反复出现的特征。其他类似的观察结果也发表了，同时涉及女性和男性。冠心病死亡率下降逐渐被普遍接受，但没有得到明确的解释。人们知道这是事实，但不知道它是如何发生的。尽管每个人都尝试理解这个现象，但依然很难理解它，因为在 20 年里发生了太多的变化，每种变化都有可能导致心血管疾病死亡率下降。

数次科学会议为此召开，其中一次于 1978 年在美国马里兰州的贝塞斯达召开。[2] 这次被命名为"死亡率下降研讨会"的会议经

---

[1] Weldon J. Walker, "Coronary Mortality: What is Going on?", *Journal of the American Medical Association*, 1974.

[2] R. J. Havlik, M. Feinleib (dir.), *Proceedings of the Conference on the Decline in Coronary Heart Disease Mortality*, Department of Health, Education, and Welfare, 1979.

常被医学历史学家视为心血管流行病学的关键事件。与会者估算，心血管疾病死亡率在 10 年内降低了 20%。心脏病学家和流行病学家研究了许多模型，以确定各种可能原因的作用。他们得出的结论是，大约一半的心血管改善归功于预防，即减少冠心病的主要风险因素——吸烟、高血压和血胆固醇过高。另一半心血管改善归功于对中风本身的治疗。药品和冠状动脉手术——插入健康血管以灌注心肌的搭桥术——无疑起到了重要作用。

医疗创新：心血管重建术

冠状动脉搭桥术的发展是医疗创新复杂过程的典型案例。[①] 它显示了失败的必要性，也说明了只推出一位领军人物的不公正性。毫无疑问，搭桥手术的最初想法出自法国生物学家和血管外科医生阿莱克西·卡雷尔（Alexis Carrel，1873–1944）。他出生于法国里昂，1900 年在那里获得了医学学位。4 年后他移民到加拿大，后来又移民到美国。现存的历史资料证实了他娴熟的手术技术和无穷无尽的创造力。卡雷尔从事从一种动物到另一种动物的肾脏或脾脏移植工作，这使他得以通过小血管手术不断提高自己的操作技能。他注意到移植排斥的原因，称之为并发症的"生物学原因"，而不是"手术原因"。[②]

1910 年，卡雷尔发表了一篇文章，报告了一只狗的冠状动脉

---

① David S. Jones, "CABG at 50（or 107?）–The Complex Course of Therapeutic Innovation", *The New England Journal of Medicine*, 2017.

② 今天，当术后并发症发生时，外科医生会努力确定术后并发症是由他们造成的，还是源自患者自身（或仅仅因为患者运气不好）。

搭桥术。① 他写道，钙化的冠状动脉——这表明动脉已经阻塞和僵硬，是动脉粥样硬化的典型表现——需要"补充性的血液循环"。卡雷尔想通过再造循环来弥补血液循环的不足。他从这只狗身上取出了一条颈动脉，并将其保存在寒冷的环境中以避免腐坏。他把它的一端连接到主动脉，另一端连接到左冠状动脉的末端。卡雷尔在文章中描述了手术的艰难过程，不仅因为心脏在跳动，还因为解剖和缝合很难完成。他责备自己行动太慢了。手术总共持续了5分钟，3分钟后，心脏开始纤颤，这是一种无序、无效的跳动。纤颤过后，心脏停止跳动了。卡雷尔用手直接挤压这只狗的心脏让它活了下来，但两小时后这只狗还是死了。

卡雷尔于1912年获得诺贝尔医学奖，但此后他的研究工作和他在医学领域之外的言行引发了争议。他提出关于细胞不死的论点，后来被一系列实证研究系统地驳斥。更为严重的是，他传播反犹主义观点、优生学理论甚至种族灭绝的思想。回到法国后他供职于维希政府，于1944年去世。

在卡雷尔为狗实施心脏搭桥手术失败后的50年里，外科医生们研究了五花八门的技术，以期达到相同的目的——向心肌输送血液使其能够正常跳动。但这些技术没有一种起作用，这令一些医生重新想到了搭桥手术。20世纪40年代到50年代，多伦多、莫斯科和其他地方的外科医生发表了多例动物搭桥手术报告。平均而言，只有不到1/2的手术被认为部分有效。这些结果阻止了它们在人类身上的应用。

从20世纪60年代开始，一些心脏外科医生试图给患者做搭桥

---

① Alexis Carrel, "On the Experimental Surgery of the Thoracic Aorta and Heart", *Annals of Surgery*, 1910.

手术。移民美国的德国外科医生罗伯特·汉斯·戈茨（Robert Hans Goetz）在布朗克斯的一家医院工作。1962 年 5 月，他为一名患者做了搭桥手术，在右胸廓内动脉和右冠状动脉之间重新建立了血液通道。在美国或苏联，其他人紧随其后，每个医生都给一名或一组患者做了手术。结果仍然不尽如人意。患者死于中风、心脏病发作，甚至在手术过程中，植入的血管有时也不能正常工作。大多数医生对这些失败感到沮丧，继而停止了尝试。

有人尝试用完全不同的方法做实验。勒内·杰罗尼莫·法瓦洛罗（Rene Geronimo Favaloro，1923-2000）是一名阿根廷外科医生，1962 年移民美国，在著名的克利夫兰诊所工作。他在工作中不断完善自己的手术技术，并对冠状动脉搭桥术产生了兴趣。法瓦洛罗和其他血管外科医生讨论了腿部大隐静脉的使用，血管外科医生用它来修复肾动脉狭窄。法瓦洛罗和他的同事们考虑了一种不同于前人的血管重建技术，即使用大隐静脉将冠状动脉的两端连接起来。这相当于以不同的方式使堵塞的部分短路。

1967 年 5 月 9 日，法瓦洛罗使用这种技术为一名右冠状动脉几乎完全堵塞的 51 岁妇女做了手术。8 天后，其冠状动脉的 X 光片证实新血管运行畅通：血液抵达心脏，心脏再次正常供血。第二年，法瓦洛罗及其团队成员——这时他们已经为其他几十名患者实施了手术——将冠状动脉搭桥术与其他手术结合起来，比如更换心脏瓣膜。他们甚至进行了第一次有记录的心肌梗死急性期搭桥手术，即在患者梗死期间而不是在预防期间做手术。他们发表了这些优秀的实验结果，其他外科医生也取得了类似的成功。清晰的文字和标准化操作使这项技术变得相对容易复制。

在法瓦洛罗完成首次手术 10 年后，据估计，每年仅在美国就有 10 万例冠状动脉搭桥术被实施。30 年后，这一数字已经超

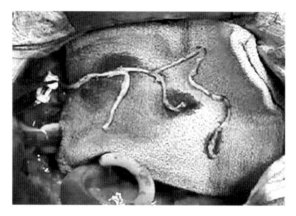

图 8-1　冠状动脉搭桥术视图

过了 60 万例。心脏外科医生一直在寻求技术创新来改善手术效果，他们的尝试从未中断。针对两个相互不具有矛盾性的目标，一些新方法得到了发展。这两个目标是：提高搭桥的效率以及降低并发症的发生率。选择更适合实施手术的医生也是重要的考量之一。最后一个关键点是，主动脉冠状动脉搭桥术为冠状动脉扩张术的首次尝试开了先河，这种技术目前仍是心血管重建的主导技术。

冠状动脉搭桥术的历史不仅带有传奇色彩，也具有典型性。它的传奇色彩源于它触及了一个具有高度象征意义的器官——心脏，该手术的影响无法度量。它又具有人类医疗技术创新的典型特征，因为它涉及医疗创新过程中的一系列失败以及相互协作或竞争的人（通常两者同时存在）——他们在寻求差异的同时相互模仿，因气馁而移民他国，有时还会返回本国。它是典型的，因为它让我们明白，创新依靠的是诸多关键人物：绝对先锋（卡雷尔）、人体实验先驱（戈茨）、第一个真正获得成功的人（法瓦洛罗）和最好的传播者（并非所有人都及时发表了他们的作品），只推出一位领军人物的做法是武断的。最后，冠状动脉搭桥术的典型性还在于它说明了进步通常源于积累而不是颠覆。只要每一次尝试留下痕迹，它就会像一块知识的"砖"，其他人在它上面继续尝试，直到天赋与运气结合在一起，产生第一次成功。

心血管疾病死亡率的降低

在"死亡率下降研讨会"的一系列估算结果之后，其他国家也做了相应的研究。这些研究得出结论：预防与治疗的作用所占比重相对均衡，尽管差异确实存在，但并不影响结果。在工业化国家，死于心脏病的人数减少了。同样，中风的频率和致死率也有所下降。我们已经知道，在包括美国在内的一些国家，死于心脏病的人数减少以及中风频率和致死率的下降始于20世纪初。20世纪70年代初，这种减少与下降的趋势再次加速推进。这种趋势的原因与心肌梗死减少的原因不完全相同，但十分相似。有几个因素在不同时期起作用，但药品治疗降低高血压被认为是其中影响最大的。中风事故减少了，治疗手段也改进了，死亡率随之降低。由此，死亡人数减少，幸存者增加，产生了更多残障人士。

20世纪70年代的转折点标志着一种持久趋势的开始。人口学家经常谈论"心血管革命"，不过，这是一场特别漫长的革命。在接下来的几十年里，许多工业化国家的心血管疾病死亡人数不断下降，几乎持续下降到今天。女性和男性都从中受益，尽管程度并不完全相同。在美国，1950~2000年，同年龄人群心脏病死亡率下降了一半，中风死亡率下降至原来的1/3。2000年以后，大多数发达国家的死亡率继续下降。在法国，2005~2015年心血管疾病死亡率下降幅度最大，女性和男性的死亡率均下降了 30%。

持续的死亡率下降同样得益于上文所述之外的其他医疗创新，这些创新对疾病的预防和治疗均有成效。用来降低胆固醇过高、糖尿病和高血压影响的新药被开发出来。其他药品也有助于更好地控制心肌梗死或中风发作，主要是通过各种机制促进血液流动。手术或非手术的介入程序被开发并迅速得到大规模采用。为了在心肌梗死过程中重建心肌血管，医生实施了初期的血管成形术，也就是俗称的冠状动脉扩张术。被称为支架的弹簧安装在重新打开的动脉中，巩固动脉扩张术的效果。随后，所谓的活性支架被制造出来。这种支架增加了一种药品涂层，以防止冠状动脉挤碎支架并收缩。在中风治疗方面，我们知道如何为适合的患者治疗颈部动脉粥样硬化，这种手术被称为颈动脉内膜切除术。溶解新的血栓的治疗方法也被开发出来，以扭转病势的发展，并使呼吸暂停状态的大脑重新运转。这种技术非常棘手，实施得太晚会毫无成效，它被应用于高危患者则又可能将阻塞转化为出血，使预后恶化而不是改善。组织创新使患者能够在更好的诊疗时间和条件下入院，治疗技术的应用效率得到了提高。

中风治疗的案例提醒我们，医学进步通常是三种非排他性——药品、程序和组织条件的共同结果。程序涉及外科手术或介入治疗，如内窥镜检查或放射治疗。冠状动脉成形术就是一种介入性但非外科的手术。组织创新让我们意识到，有时仅通过改变护理方式，就可以为患者创造附加价值。这可能涉及治疗的时间、给药途径、操作位置或对设备的调试。

有助于改善心血管疾病患者预后的医疗创新无疑还有很多，只是它们的贡献所占比重很难用数字衡量。这些创新不仅拯救了生命或推迟了死亡，还减轻了患者身体和精神上的痛苦。通过将梗死的影响降到最低，医疗创新让患者治愈后的生活变得更好。通过降低呼吸短促和缓解疲劳，心血管病患者可以进行更多活动而不用担心并发症。中风频率和程度降低的同时，残障患者的数量也减少了。通过治疗，患者的语言能力和行动能力能够恢复到正常或几乎正常的水平。

第九章

与癌症作战

我将要求额外拨款 1 亿美元，以高强度展开研究，寻找治疗癌症的方法……在美国，是时候付出同分裂原子核和把人类送上月球一样的努力，来征服这种可怕的疾病了。

理查德·尼克松，1971 年

2018 年，全球有 1810 万人罹患癌症，960 万人死于癌症。到 2040 年，这些数字将几乎翻一番。

世界卫生组织，2020 年

艰难的斗争

在工业化国家，癌症是仅次于心血管疾病的第二大威胁人类生命的杀手。这种疾病一直存在，它的痕迹可在大量史料或艺术遗存中找到。癌症曾是一种相对罕见的疾病，因为它的主要风险因素是年龄。癌症的"传记"早已被精彩地书写，在悉达多·穆克吉（Siddhartha Mukherjee）之后，很难有人再为癌症的历史做出任何补充了。①

① Siddhartha Mukherjee, *L'Empereur de toutes les maladies*, Flammarion, 2013.

然而不可否认的是，从 20 世纪 50 年代开始，癌症有了令人印象深刻的历史。首先，这是一个关于多样性和不平等的历史。每个器官都能发展出多种类型的癌症，这种多样性意味着癌症学上的异质性。癌症各不相同，有些癌症比其他癌症更严重，这体现了它们在生理性上的不平等；有些癌症的发生明显更加频繁，这是它们在流行病学上的不平等。癌症天然的不平等不可避免地遇到科学不平等，导致前者被减少或加剧。癌症研究取得了重大进展，但进展因癌症的多样性而异。并不是所有患者都有同样的坏运气，同样地也不是所有患者都有好运气。

一些因素会对科学研究的节奏产生影响。首先，流行病学的重要性往往决定投资规模。出于经济考量，政府和制药企业对患病率高的癌症更感兴趣。大量投资会增加科学发现的机会，不过这只是一种趋势而非系统性结果。其次，存在一种中性意义上的科学机会主义。有些癌症似乎不那么难以理解，比如血液系统恶性肿瘤和某些实体肿瘤。血液系统恶性肿瘤的同质性通常更高，令分析相对来说更容易，患者比其他人更早、更快地开始化疗。因此，血液科患者比其他患者从治疗改善中获益更多。最后，机会同样起了重要作用。并不是所有的医疗发现都是有计划的，它们可能首先针对一种癌症，然后扩展到其他癌症。

20 世纪癌症的历史也是一个不同观察尺度的历史。生物学、临床医学和流行病学这三个学科是不同却相互关联的。它们相互依存，但关系不对称。生物学是进步最显著的研究领域。我们很难总结有关癌症发生和生展的科学发现的广度。这些发现与生物科学的突破密切相关，换句话说，与癌症本身无关。这些突破涉及基因、细胞蛋白和分子生物学技术，它们显示了人类对癌症的理解已经非常深刻，这使得患者普遍治愈的前景更为可信。

但这些生物学发现的临床效用有所延迟，而且低于预期。科学家们做不到每次都能设计出达到生物学研究目标的药品。布伦特·R. 斯托克韦尔（Brent R. Stockwell）举了癌症机制的核心——Ras 蛋白的例子。[1] 消除 Ras 蛋白的尝试从未成功过，以至于许多人认为它根本不受药品影响。即使一种理论上对目标有作用的药品已经被开发出来，临床研究结果也并不总是积极的，它们无法持续证明癌症的"语法"可以被翻译成"治疗语言"。这项临床研究之所以会失败，是因为生物学常常低估癌症的复杂性。正是临床应用层面一次又一次的失败，将生物科学带向全新的研究方向。生物学与临床医学之间这种反复的调整和配合在医学科学中很常见。

有更多延迟的生物学和临床医学最终共同改写了流行病学数据。平均而言，人口统计学数据的改变需要几十年的时间才能实现。这些进步是按百分比计算的，即所谓的渐进性发展。我们可以在五六十年后观察到切实的进步，但就人类生命的尺度而言，这并不算快。

有效化疗的开端

19 世纪的医生知道如何描述癌症，他们检查肿瘤，测量它们的大小和重量，甚至能够考察其内部，但并不理解它们。1863 年，鲁道夫·魏尔肖在显微镜下检查了肿瘤组织，推测出它们的细胞起源。但这些外部和内部的观察无法让人们更精准地了解癌症的机

---

[1] Brent R. Stockwell, *The Quest for the Cure. The Science and Stories behind the Next Generation of Medicines*, Columbia University Press, 2011.

制，癌症的运行机制依然不为人所知。不过，这并不妨碍医生对患者的治疗。1809 年，伊弗雷姆·麦克道尔（Ephraim McDowell）执行了首例被正式记录的癌症手术。[1] 他在未经麻醉和消毒的情况下，取出无法定性的卵巢肿块。患者叫简·托德·克劳福德（Jane Todd Crawford），当时 46 岁，有 4 个孩子。这次手术发生在肯塔基州的丹维尔。简·托德·克劳福德最终活到 1842 年，这无疑证明麦克道尔的手术很成功。

约瑟夫·李斯特在 1867 年实施的灭菌术对癌症手术产生了巨大的影响。尽管麦克道尔获得了成功，但感染仍然是当时两种最严重的术后并发症之一[2]，这限制了手术的实施。从 19 世纪末到 20 世纪初，所有生发良性或恶性肿瘤的器官都可以进行手术。癌症的严重程度促使医疗从业者采取更积极的治疗方式。他们对消除疾病抱有一种可理解的执着，这导致了过度行为。为拯救乳腺癌患者的生命，威廉·霍尔斯特德（William Halsted）在 1894 年发明了根治性乳房切除术。在乳房被切除的同时，周围的其他组织甚至肱骨的上端也被切除了。与此同时，一种为避免手术或完善手术的治疗方法（放射治疗）被开发出来。[3] 威廉·康拉德·伦琴（Wilhelm Conrad Röntgen）在 1895 年的论文中描述了 X 射线。皮埃尔·居里（Pierre Curie）和玛丽·居里（Marie Curie）在 1898 年发现了镭。1928 年，治疗头颈部癌症的可能性得到了证实，随后钴的使用进一步发展了放射治疗技术。

---

[1] H. B. Othersen Jr. , "Ephraim McDowell: The Qualities of a Good Surgeon", *Annals of Surgery*, 2004.

[2] 另一个严重的术后并发症是出血。

[3] Vincent T. DeVita Jr. , Steven A. Rosenberg, "Two Hundred Years of Cancer Research", *The New England Journal of Medicine*, 2012.

20 世纪 50 年代早期，尽管癌症并不总是不治之症的同义词，但它的频繁发生令人恐惧。只要条件允许，癌症治疗总是基于手术和/或放疗。据估计，大约 1/3 的癌症患者能够存活下来，这些癌症涵盖所有可能发生的部位。但当这一比例达到一个稳定的水平后，治愈率的提升便遇到了瓶颈。手术和放疗这两种物理治疗的效果有着非常明显的局限性，无法得到改善。无论是为了提升癌症患者的存活率，还是为了提高物理治疗的效果，化学疗法都势在必行。

"化学疗法"一词是由德国药理学先驱保罗·埃利希（Paul Ehrlich）于 19 世纪提出的。但在 20 世纪头 50 年里，发现抗癌分子的努力并未收获实际成果。人们设计了肿瘤的动物模型，但在老鼠身上有效的产品在人体试验阶段没有显示出临床优势。转变发生在 20 世纪中期的血液肿瘤学部门，即治疗血液肿瘤的部门。这些癌症的名称由处于病理增殖状态的细胞名称转化而来：淋巴瘤一词源自淋巴细胞，白血病来自其他白细胞病变，骨髓瘤（myélomes）① 通常源自骨髓中的血液细胞——浆细胞。血液肿瘤学在肿瘤学的历史上占有特殊的地位，因为它经常位于治疗进程的前端。在几十年中，它所涵盖的大多数疾病的预后发生了变化。儿童白血病的预后从零生存率上升到大约 80% 的终生缓解率。成人血液系统恶性肿瘤的预后改善比例稍低，但依然非常可观。血液肿瘤和实体肿瘤之间的基本生物学差异使血液肿瘤学成为癌症的"临床实验室"。在应用于实体肿瘤之前，创新往往先在血液肿瘤研究领域得到发展。

两个开创性的事件启动了血液肿瘤化疗：1943 年路易斯·古

---

① myélo 是"骨髓"的词源。

德曼（Louis Goodman）和阿尔弗雷德·古德曼·吉尔曼（Alfred Goodman Gilman）在耶鲁大学医院对某些淋巴瘤使用烷化剂，以及1948 年西德尼·法伯（Sidney Farber，1903－1973）在波士顿的观察结果。法伯是一名病理解剖学家，后来成为临床医生。在他将研究重点从病理组织转移到患者身上的时期，医学界对儿童白血病的记录已经非常详尽，但儿童白血病的有效治疗在统计学上的结果为零。所有患者都死得又快又痛苦，痛苦在当时是癌症的常态。法伯研究了白血病以外的其他疾病，这让他看到了一种叫作叶酸的维生素与骨髓和造血之间的关系。

　　1946 年，法伯提出了一个错误的假设，他认为用叶酸治疗患有白血病的儿童，可以帮助骨髓产生更多正常血液，从而有可能消除疾病。第一次尝试的结果是灾难性的，接受治疗的患儿病情恶化了，患儿的死亡时间比预期的还要早。法伯想让骨髓发挥更多作用，但实际上骨髓为白血病提供了养分。他中止了实验，并对一些过早死亡的患儿进行了尸检。他将这些尸检结果与 200 例未接受叶酸治疗的死亡儿童的尸检结果相对比，证实了他的想法：叶酸加速了白血病的发展。这种反向效应促使他测试相反的假设：通过使用叶酸拮抗剂，也许可以阻止病理性白细胞的制造。如果骨髓是血液"工厂"，那么在患者患上白血病的情况下，它就会成为疾病的"工厂"。如果缺乏某种必需的成分，它可能就会"减缓生产"。

　　1947 年，法伯成功地合成了第一种叶酸拮抗剂，并将其用在罗伯特·桑德勒（Robert Sandler）——一个患有白血病的两岁小男孩的治疗上。治疗效果并不明显，男孩的病情继续恶化。法伯随后尝试了另一种叶酸拮抗剂——氨基蝶呤①。这次，效果很快就显

————————————

　　①　氨基蝶呤现在更广为人知的名字是甲氨蝶呤。

现出来。所有临床体征及生物学异常都部分或全部消退。这是医学史上第一次用药物达到抗癌效果。

法伯在其他患儿身上重复了这种治疗方法，并反复观察到相同的临床和生物学反应。1948 年，他通过《新英格兰医学杂志》发表了第一篇论文，将治疗结果公之于众。[①] 在接受氨基蝶呤治疗的16 例患者中，10 例对该药品敏感，5 例在论文中有所记录。这篇论文的结论很吸引人，因为它证明了法伯的远见卓识："我们必须强调这些缓解效果的暂时性以及这种物质的毒性，有毒的物质可能会引发我们目前正在研究的疾病之外的问题。本报告不支持我们将'治愈'一词用在儿童急性白血病的治疗上。报告的观察结果似乎为儿童急性白血病的性质和未来的治疗研究确立了一个有希望的方向。"

这些癌症史上的重大事件首次表明，药品可以达到抗肿瘤的效果。外科医生和放射治疗师不再是仅有的能治疗癌症的人。癌症患者找到了第三位"对话者"。临床观察到的病情缓解是短暂的，因为疾病快速复发，但很明显，这些药品暂时抑制了疾病的发展，它们是有效的。这是第一个原则性的基本证据，当我们尝试组合化疗时，这一点得到了进一步加强。这种组合化疗往往以增加毒性为代价，但显示出比单一化疗更强的抗肿瘤效果。单一或组合化疗针对的都是细胞分裂。人们认为，比正常状态更快的增殖是癌细胞的共同缺陷。药品通常会攻击细胞的脱氧核糖核酸（DNA），不过在

---

① Sidney Farber, et al., "Temporary Remissions in Acute Leukemia in Children Produced by Folic Acid Antagonist, 4-Aminopteroyl-Glutamic Acid（Aminopterin）", *The New England Journal of Medicine*, 1948.

DNA 的结构被提出之前，人们对它无从了解。[1]

然而，我们还缺少第二个原则性的基本证据——实现治愈，就像手术和放疗有时能够实现的那样。路易斯·古德曼和西德尼·法伯的治疗方法显示出一种药理效力，这种效力可以延缓死亡，但无法阻止死亡。这一缺失的证据又一次从血液肿瘤学领域获得。20 世纪 60 年代中期，人们正式确认，化疗不仅可以提升存活率，而且可以治愈血液肿瘤。儿童白血病和霍奇金病——一种不太常见的特殊淋巴系统肿瘤——是首先被药品治愈的癌症。一些患者痊愈了，没有任何后遗症，他们的疾病永远不会复发，可以恢复正常的生活；绝大多数患者的整体健康状况都得到了改善。某些血液肿瘤化疗的成功推动了对其他癌症的治疗研究。

癌症学的历史是一段密集仿效的历史。每当一种治疗方法显示对某种癌症有效，都会促使癌症专家测试这种治疗方法对其他癌症的效力。道理很简单：各类癌症好像一个大家族的成员，有足够多的共同特性来共享治疗。尽管它们之间存在极其复杂的差异，但它们也非常相似，以至于可以以类似的方式受到影响。因此，在某种特定癌症中被证实有效的成分一旦出现，就会立即在几乎所有其他癌症中进行测试。[2]

化疗在血液学层面的有效性促使癌症学家尝试它，这不仅是为了让不治之症变得可治，也为了让可治愈的患者得到更好的治疗。

---

[1] 1953 年，沃森（Watson）和克里克（Crick）首次提出了脱氧核糖核酸的双螺旋结构。

[2] Jean-David Zeitoun, et al., "Post-marketing Research and its Outcome for Novel Anticancer Agents Approved by both the FDA and EMA between 2005 and 2010: A Cross-sectional Study", *International Journal of Cancer*, 2018.

癌症的临床史是一部"开倒车"的历史。最新的治疗方法首先在最严重的、被认为无药可治的、已经尝试过所有化疗方法的转移性癌症患者身上进行测试，因为这是他们最后的机会。新治疗方法一旦显示出临床效果，就会越来越迅速地被应用。如果新方法的临床效果得到证实，便会作为物理治疗的补充，在非转移性患者中进行测试。由此，与手术和放疗协同进行的化疗被称为辅助化疗。① 其目的过去是，现在仍然是提高患者完全康复的可能性。辅助化疗针对的是游走形态的肿瘤细胞，这些细胞从肿瘤上脱离，或从未受到肿瘤的约束，从而逃过了外科医生的手术刀或放射治疗的射线。它们有时会聚集在一起形成一个或多个肿瘤，表现为癌症的临床复发。

　　20 世纪 70 年代中叶，两项测试化疗在乳腺癌治疗中辅助效果的研究结果被发表：② 手术后接受过化疗的患者的生存率在统计数字上超过了手术后未接受化疗的患者。③ 从那时起，癌症的治疗方案总是由手术、放疗和化疗这三种方法部分或整体组合而成。

---

① "辅助"（adjuvante）一词来源于拉丁语中的"帮助"。起到辅助作用的不只是化疗，某些癌症患者手术后也可以通过放射治疗达到辅助治疗的目的。

② Bernard Fisher, et al., "L-Phenylalanine Mustard（L-PAM）in the Management of Primary Breast Cancer", *The New England Journal of Medecine*, 1975. G. Bonadonna, et al., "Combination Chemotherapy as an Adjuvant Treatment in Operable Breast Cancer", *The New England Journal of Medicine*, 1976.

③ 美国的研究评估了添加被俗称为"芥末"的化疗药品的效果，意大利的研究则评估了三种药品的组合效果。这种组合化疗是由美国国家癌症研究所设计的，但测试地点是在米兰国家肿瘤研究所。没有任何美国中心申请参与这项研究，它们都不愿意在辅助情况下测试多种组合化疗。组合化疗的缺点得到了证实，因为与预期的益处相比，毒性风险似乎太高了。而预期的益处因并未得到证实而仍不确定，人们对组合化疗的保留意见进一步增加，因为在接受治疗的妇女中，大部分人无论如何会康复，许多妇女将白白受苦。不过，这两项研究都显示了化疗的正面效果。

癌症临床研究的主要目标之一是在维持患者生存的同时降低治疗带来的毒性影响。癌症学的历史也是一个优化的历史。研究人员每年都要进行十几种不同的尝试，其目的不仅是治疗效果更好，而且要在治疗效果同样好的前提下尽量减少对患者的伤害。癌症治疗艰难而持续地面临权衡利弊的难题。

抗癌化疗是毒性最强的药品治疗之一。悉达多·穆克吉对此贡献了他的金句，他谈到了"反帕拉塞尔斯（Paracelse）原理"。帕拉塞尔斯曾写道，任何药品只要剂量过高就可能是有毒的。穆克吉讽刺地说，癌症学家应该反过来想：任何毒药（前面应该加上"剂量不足的"）都可以在治疗中发挥作用。这在实践中并非完全错误。如果临床益处大于风险，那么治疗的毒性便可以被接受，只不过这在科学或伦理上都很难被证明。

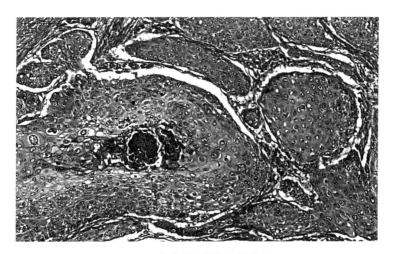

图 9-1 食道癌切片的显微镜视图

上文提及的两项关于乳腺癌辅助化疗的研究发表后，这种治疗在许多国家以相对规范的形式得到普及。其在人口学层面的影响需要过一段时间才能显现，但在 20 世纪 90 年代初，也就是大约 15 年后，许多国家的乳腺癌致死率已经开始下降。这种下降不仅由于患者尝试辅助化疗，在某些情况下还可能得益于通过乳房 X 光检查做出的早期诊断。这一下降趋势一直持续到今天。患者可以康复，手术对她们的社会生活甚至亲密生活的负面影响也降低了。整个乳房的切除不再是系统性的。外科医生伯纳德·费舍尔（Bernard Fisher，1918-2019）花费了 74 年的时间和智慧，才成功反驳了霍尔斯特德和他的根治性乳房切除术。乳房重建更早开始，效果也更好。[1]

与此同时，辅助化疗已经在几乎所有可手术的癌症中进行了测试，这使得它的实践在被证明有效的前提下得到扩展。尽管结直肠癌的治疗效果在统计数字上的体现因具体情况而异，但它的价值是显而易见的。结合筛查和早期诊断，辅助化疗使这种癌症的死亡率在 50 年内降低了一半。[2]

烟草每年导致 500 万~600 万人死亡

回顾 20 世纪癌症史，我们很难不提到最常见的癌症之一——肺癌。在一般肿瘤学领域，它是一种特殊的癌症。其特殊性并非缘于它的频繁和严重——许多癌症也是如此，而是因为它

---

① David Boccara, et al., "Treating Breast Conservation Therapy Defects with Brava and Fat Grafting: Technique, Outcomes, and Safety Profile", *Plastic and Reconstructive Surgery*, 2018.

② Jérémie H. Lefèvre, et al., "Does a Longer Waiting Period after Neoadjuvant Radio-chemotherapy Improve the Oncological Prognosis of Rectal Cancer?: Three Years' Follow-up Results of the Greccar-6 Randomized Multicenter Trial", *Annals of Surgery*, 2019.

的病因。肺癌的特殊之处在于它与烟草这一外部危险因素有关。绝大多数肺癌是由香烟烟雾引起的。如果没有烟草，肺癌的发病率会降低 10 倍，这将使它成为一种罕见的癌症。很少有癌症是由单一原因引起的。[①]过度饮酒可能使人患肝癌，其他因素也可引发肝癌。[②]

烟草与肺癌之间关联的第一个迹象可能要追溯到 1912 年，但直到 20 世纪 50 年代以后，强有力的证据才让这种因果关系变得不可否认。如今，人们对香烟与肺癌之间的紧密联系有了更多的了解。我们知道什么烟会通过什么机制导致什么癌症。金色烟草和黑色烟草致癌的机制不同，导致的癌症也不完全相同，但对患者来说结果没有区别，生物学上的关联确实存在，癌症无论如何都是严重的。

这种生物学上的联系也在流行病学层面得到了体现。在人口规模上，吸烟和肺癌如影随形。20 世纪许多工业化国家的吸烟人数一直在增加，之后才开始十分缓慢地减少。香烟的销售数字和肺癌的数据形成两条间隔 20~30 年的钟形曲线，就像骆驼的两个驼峰，中间的间隔意味着吸烟产生肺癌所需的时间。

吸烟的历史亦是 20 世纪初全球化的历史。20 世纪 50 年代，一些国家的吸烟率开始下降，但并不是所有国家的吸烟率都下降。在美国，1964 年全美医务总监（Surgeon General）报告的发表是一个重大的转折点。路德·特里（Luther Terry）博士本人也是烟民，

---

① 一些非常罕见的癌症是由单一原因引起的，如间皮瘤，它是一种与石棉接触有关的肺包膜（胸膜）癌症。这是一种难以治疗的癌症，预后极其糟糕。很少有间皮瘤患者能存活下来。

② 比如，肝癌也可能由病毒感染、非酒精性脂肪肝等因素引起。

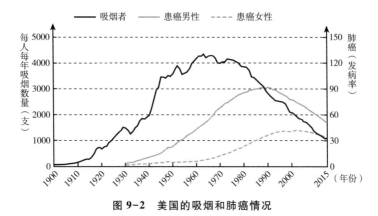

图 9-2　美国的吸烟和肺癌情况

　　注：第一条曲线是男性和女性的每人每年的吸烟数量（人均香烟销量）。美国的吸烟率一直在上升，直到全美医务总监在 1964 年发表一篇相关报告。肺癌发生在吸烟者开始吸烟 20～30 年后。因此，与吸烟有关的发病率数据的滞后顺理成章。右边的两条曲线分别代表了美国女性和男性的肺癌发病率（女性开始吸烟的时间较晚，开始减少吸烟的时间也较晚，因此两性之间的曲线存在差异）。

　　资料来源：*Cancer Atlas*, National Academy of Sciences of the United States of America, Centers for Disease Control and Prevention of the United States of America。

　　他在这份报告中纳入了 7000 多篇关于吸烟影响的科学论文。[1] 他的结论是，吸烟是导致男性患肺癌和喉癌的原因之一，是女性患肺癌的可能原因之一，也是男性和女性患慢性支气管炎的主要原因。[2] 这份报告是一份极其重要的历史文件。除了对公共卫生产生重大影响外，它还被认为是方法论方面的重要文件，以及那个时代

[1]　https：//www.cdc.gov/tobacco/data_ statistics/sgr/history/index. htm.
[2]　根据美国历史学家罗伯特·普罗科特（Robert Proctor）的说法，全美医务总监报告中包含的大部分数据和知识在报告发表 10 年前就已经可以获得了，但烟草业从业人员的游说拖延了时间，导致了额外的数百万人死亡。

对统计关联因果准则的最好描述，被称为"布拉德福德·希尔准则"①。

吸烟是致癌的主要原因，也是第一个可改变的公共健康问题。据估计，截至 2020 年，全球大约有 15 亿人吸烟。这些吸烟者的预期寿命可能比不吸烟者约少 9 年。目前，每年有 500 万~600 万人死于烟草，而且这个数字还在增长。从现在到 2100 年，烟草可能会过早地夺走大约 10 亿人的生命。它不仅会导致肺癌，还会提高许多其他癌症的患病风险，其中大多数癌症很难治疗，如膀胱癌、胰腺癌、食道癌、头颈癌。烟草也是导致心血管疾病和慢性阻塞性肺病的主要危险因素。这些疾病不仅缩短生命，而且令人痛苦。

这种沉重的伤害并没有令烟草消失，而且烟草销路一直非常不错。吸烟者的身体状况不太好，烟草业的状况可好得很。这个市场以每年 3% 的速度增长，每年产生 500 亿美元的利润，相当于烟草业从每一位死者身上赚到大约 1 万美元。

为什么这种人类在其他领域不可能容忍的异常情况会发生在烟草业？原因至少有两个。第一，烟草业涉及经济。它财大气粗，并通过完善的组织来保护自己。烟草业强调它在全球创造了 1 亿个就业机会。事实上，绝大多数是间接就业机会。这些工作机会只有 1%~2% 来自烟草生产，而且从业者收入微薄，工作条件艰苦。第二，人们喜欢吸烟。烟草不仅有毒，而且会使人过度上瘾，是一种

---

① Austin Bradford Hill, "The Environment and Disease: Association or Causation?", *Proceedings of the Royal Society of Medicine*, 1965. 奥斯汀·布拉德福德·希尔（Austin Bradford Hill）是医学和流行病学临床方法论和推理的先驱。他发表了 9 个标准，用以帮助推断统计关联的因果性质。直到今天，这些标准一直具有巨大的影响力。

难以摆脱的"快乐来源"。从统计学上讲，戒烟比停止注射海洛因更难。烟草中的尼古丁是最容易让人依赖的物质之一。

正如美国国家癌症研究所前所长、癌症学教授文森特·T. 德维塔（Vincent T. DeVita）所写："当癌症的病因已知时，预防就变成了改变行为的问题。"[1] 不过，改变吸烟者的习惯性行为一直非常困难。绝大多数政府的反吸烟政策有些成效，但远远不够。这些政府试图通过广告、公共场所禁烟或提高香烟税等来降低人们对烟草的渴望或降低实际消费。所有这些举措针对的都是烟草需求方，而不是供应方。

约翰·保罗·约阿尼迪斯（John Paul Ioannidis，1965 年至今）是斯坦福大学医学和流行病学教授。他建议改变这种做法。他认为，仅仅影响烟草需求方是明显不够的，必须压制烟草供应方，即减少烟草的生产和销售。约阿尼迪斯建议对烟草业进行重组。他撰写的第一篇具有挑衅性和辩论性的论文为废除烟草的计划奠定了基础。[2] 面对那些批评他不切实际的人，约阿尼迪斯重复了旧金山大学研究员鲁斯·马隆（Ruth Malone）的话："每次成功的控烟行动之前，都有头面人物站出来声称行动是行不通的，或者将带来新的问题。"约阿尼迪斯梳理了为推动烟草业的消亡，及其被具有社会价值的行业自动取代而需要解决的不同问题：帮助烟草种植者转换职业、为吸烟者戒烟提供支持、对无法被健康经济和生产力获益补偿的税务损失进行补贴。

---

[1]　Vincent T. DeVita Jr., Steven A. Rosenberg, "Two Hundred Years of Cancer Research", *The New England Journal of Medicine*, 2012.

[2]　John P. A. Ioannidis, et al., "Endgame: Engaging the Tobacco Industry in its Own Elimination", *European Journal of Clinical Investigation*, 2013.

约阿尼迪斯在 2020 年指出新冠疫情将是摆脱烟草业的机会。[1] 观察到针对这一流行病的公共政策力度（他对此进行了批评[2]），约阿尼迪斯认为这是一个采取严厉行动打击烟草业的范例。他的论点很简单：新冠疫情的致死率低于烟草的致死率，但针对疫情的公共政策造成的经济损失远远大于消除烟草业可能带来的损失。

肺癌仍然是吸烟最严重的后果。在很长一段时间里，它的预后非常糟糕。有两个问题可以解释这一点。第一，诊断延迟，只有一小部分患者有条件接受手术，而手术是他们唯一的生存机会。第二，化疗效果不佳。这两个问题在 21 世纪初得到了缓解。对高危患者进行造影筛查已变得越来越普遍，并已被证明具有降低死亡率的效果。与乳腺癌一样，辅助化疗在增加生存机会方面显示出临床优势。新的靶向药物，无论是化学的还是生物的，使无法接受手术的患者带病生存时间更长。一些免疫疗法甚至可能延长病情的缓解期，尽管它们的长期效果尚未确定。

美国的一个研究小组最近证明了这些医学改进的流行病学成果。[3] 研究人员对 2013~2016 年美国肺癌发病率和死亡率的研究表明，死亡率下降的速度快于发病率下降的速度。[4] 存活率的提高与新的靶向药物的市场投放相对应。一种特定的肿瘤突变使患者对所需

---

[1] John P. A. Ioannidis, Prabha Jha, "Does the COVID-19 Pandemic Provide an Opportunity to Eliminate the Tobacco Industry?", *Lancet Global Health*, 2021.

[2] Edward R. Melnick, John P. A. Ioannidis, "Should Governments Continue Lockdown to Slow the Spread of COVID-19?", *The British Medical Journal*, 2020.

[3] Nadia Howlader, et al., "The Effect of Advances in Lung-cancer Treatment on Population Mortality", *The New England Journal of Medicine*, 2020.

[4] 这实际上适用于癌症的主要亚型"非小细胞肺癌"，而小细胞肺癌通常更严重，治疗几乎没有进展。此外，在同一项研究中，研究人员观察到小细胞肺癌的死亡率和发病率是一致的，这使他们合乎逻辑地推断这种亚型的治疗没有取得进展。

的化疗敏感时，他们就会接受这种治疗。这种针对特定肿瘤突变分子的治疗模式在癌症学中越来越普遍。这一成果仍来自血液肿瘤研究，伊马替尼是这类药的第一个产品。

神药伊马替尼

虽然一些癌症可以通过辅助化疗得到更好的治疗，但并不是所有患者都能存活下来。化疗的特异性不足，效果有限。它们系统性地攻击正常的人体细胞，却无法清除足够多的肿瘤细胞。为了达到更好的效果，必须提高选择性，即确保药品的目标更精准。血液肿瘤再次成为下一波创新浪潮的源头。

慢性骨髓性白血病是第一种靶向治疗得到验证的肿瘤。这种白血病为血液学家甚至医科学生所熟知，因为它的模式非常独特。它是由单个基因突变引起的，这种突变导致肿瘤白细胞的增殖。这种模式在癌症中是不典型的，即一个突变就足以决定所有病患的特征，这一事实在 1990 年被证明并发表。1996 年，第一个初步证据表明，针对这种突变产生的蛋白质进行的一种药物治疗是有效的。[1] 这种药叫作伊马替尼，它干扰了由缺陷基因表达产生的蛋白质。在一次 I 期临床试验中（这是对癌症患者能够做到的最初期的试验），54 名患者分别接受了被认为合适的剂量。[2] 除一人外，其他人都有完全的血液学反应，即在血液测试中癌细胞消失。其中

---

[1]　B. J. Druker, et al. , "Effect of a Selective Inhibitor of the Abl Tyrosine Kinase on the Growth of BCR–ABL Positive Cells", *Nature Medicine*, 1996.

[2]　B. J. Druker, et al. , "Efficacy and Safety of a Specific Inhibitor of the BCR–ABL Tyrosine Kinase in Chronic Myeloid Leukemia", *The New England Journal of Medicine*, 2001.

7人携带的该基因的病理染色体，在分子生物学检测中甚至无法被检测到。没有一种药品具有完全特异性，伊马替尼的相对特异性堪称前所未有。伊马替尼对身体正常细胞的影响较小，因此比传统化疗药品的毒性更低、更有效。

5年后，《新英格兰医学杂志》发表了一篇科学论文，证明了伊马替尼在慢性骨髓性白血病临床治疗中起到的压倒性的正面作用。[①] 这种药从此被视为神药。它证明了靶向治疗是可行的和有效的，癌症可以通过抑制蛋白质而不是抑制DNA来消除。依据生物学上确定并得到临床数据证实的机制，伊马替尼的应用随后扩展到其他十多种癌症。十多年来，它名扬四海，每年为将它推向市场的诺华制药（Novartis）带来数十亿美元的收入。

虽然经历了更多困难，但针对实体癌的特异性治疗也被迅速研发出来。在确定目标和实施目标方面，两个事件起到了推动作用。首先，分子遗传学的发展使更好地分析癌症成为可能，它揭示了癌症的多样性。癌症学的最新历史是一段碎片化的历史。通过病理解剖学检查确定的实体癌暴露了它们的分子异质性。[②] 这些发现就像不断增多的"拼图块"，令画面逐渐变得清晰。每位患者都扮演着一些"拼图块"的角色，这些"拼图块"就是癌症治疗需要针对的目标，它们所代表的问题必须一一解决，而我们不能采取无差别的方式来解决它们。使实体癌的特异性治疗成为可能的第二个事件来自生物技术。另外，杂交瘤技术使得从预先确定的目标中产生高度选择性的抗体成为可能。一方面，分子遗传学提供了一个目标；

---

① B. J. Druker, et al., "Five-year Follow-up of Patients Receiving Imatinib for Chronic Myeloid Leukemia", *The New England Journal of Medicine*, 2006.

② 通过传统的病理解剖学检查，我们可以对细胞进行描述，但无法看到分子。这是一个观察尺度的问题。

另一方面，生物技术提供了完全匹配的"武器"。这种方法奏效了。曲妥珠单抗，也被称为赫赛汀（Herceptin®），是其中的范例性产品，并被转化使用在乳腺癌的治疗上。其他几十种产品紧随其后被推出。

癌症研究和实践的进展改变了最终的统计数据。1970 年，美国每年诊断出 62.5 万例癌症新病例，300 万美国人的癌症得到缓解。[①] 每两位患者中就有一位有希望被治愈。我们记得，20 年前，这一比例仅为 1/3。2020 年，当美国人口显著增长和趋于老龄化时，全国有 180 万例癌症新病例和近 1700 万名幸存者。最重要的是，治愈率从 1/2 上升到了超过 2/3。

我们很难确定这种改善的主要驱动因素，研究人员的意见并不统一。有些人认为大部分进展发生在肿瘤的最初阶段。对他们来说，降低癌症死亡率主要是通过预防和早期发现。

约阿尼迪斯则认为，肿瘤后期阶段发生的变化是最重要的。[②]癌症的治疗过程被认为是改善预后的主要决定因素。约阿尼迪斯严厉批评了一些筛查和早期发现癌症的做法，特别是通过前列腺特异性抗原检查（PSA）检测前列腺癌以及通过乳房 X 光检查乳腺癌。约阿尼迪斯批评它们缺乏积极影响，以及传播过多的负面影响，包括集体成本和心理风险。这些筛查和检测产生了许多错误预警和过度诊断。这些程序和医疗过程都对人们的精神产生了负面影响。约阿尼迪斯呼吁放弃糟糕的早期检测方案，并将资源、人力和时间重新分配到真正有效的预防上。

---

① Richard L. Schilsky, et al., "Progress in Cancer Research, Prevention and Care", *The New England Journal of Medicine*, 2020.

② Hans-Olov Adami, et al., "Time to Abandon Early Detection Cancer Screening", *European Journal of Clinical Investigation*, 2019.

　　尽管约阿尼迪斯奔走呼吁，但无论是在筛查、诊断还是治疗方面，有关人员研究癌症的压力不太可能减轻，在医学领域比在其他领域更难回头。癌症最近已成为高收入国家人口最主要的死亡原因。[①]

---

①　Silvia Stringhini, Idris Guessous, "The Shift from Heart Disease to Cancer as the Leading Cause of Death in High-income Countries: A Social Epidemiology Perspective", *Annals of Internal Medicine*, 2018.

第十章

1960~2020年：药品与制药业

弗朗西丝·凯尔西（Frances Kelsey）在评估一种新药及其对人类的安全性时的杰出判断，避免了美国出现新生儿畸形的重大悲剧。

约翰·F. 肯尼迪，1962 年

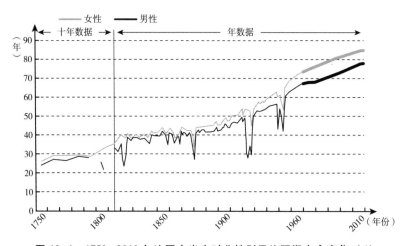

图 10-1　1750~2010 年法国人出生时分性别平均预期寿命变化（4）

资料来源：法国国立人口研究所数据。

心血管疾病和癌症的案例说明了制药业在 20 世纪下半叶医学史上的重要性。制药业自 19 世纪就存在了，它有了不起的产品和技术进步，但对人类的影响一直不大。20 世纪 50 年代是一个转折时期，出现了著名的"奇迹之药"。20 世纪制药企业的历史也是临床研发方法的历史。我们在这里谈论的是临床试验，即在产品商业化前对人体进行的试验。当时临床研究方法已经存在，但对制药企业没有任何法律约束力。自 1937 年以来，制药企业被要求证明其产品的安全性，但不需要证明其有效性。① 要让它们改变做法，就必须改变法律；而要改变法律，就必须证明这种改变的合理性。

埃斯蒂斯·凯福弗与药品监管

一个重大的转折点发生在"反应停"（沙利度胺）悲剧发生之后，这是一个举世闻名的案子。这种药品在 20 世纪 50 年代由一家德国制药企业销售，用于缓解孕吐。但沙利度胺是致畸的，也就是说，它会导致婴儿的畸形，这在当时不为人知。最典型的异常是海豹肢畸形症。从词源上讲，它指的是海豹的四肢形态。这是一种四肢萎缩的病症，手和脚直接连接在躯干上。据估计，由于孕妇在孕期服用沙利度胺，大约有 1 万名儿童出生时患这种畸形症。还有成千上万的胎儿出生前就死在子宫里。

德国受到的打击尤其严重，因为这种药是最先在那里销售的。最终受到影响的国家达到 42 个，但美国幸免于难，因为沙利度胺从未被允许在美国使用。在审查批准申请时，弗朗西丝·凯尔西刚刚在食品和药品监督管理局（FDA）任职。凯尔西是一位加拿大药理学家，她发现沙利度胺的药品档案不够完备，因

---

① 这源自一次医疗领域的丑闻：100 名儿童死于抗生素中毒，引发了食品和药品监督管理局的第一次改革，迫使制药企业证明药品的安全性。至于有效性的验证，则恐怕要等到下一次丑闻发生。

此对实验室的安全数据产生怀疑。她的保留态度延缓了审批的程序。

与此同时，沙利度胺对海豹肢畸形症的发生负有责任已经成为共识，该药从全球市场上撤出。这一事件的罕见性引起了人们的注意。多项观察表明，孕期服用沙利度胺的妇女，其婴儿病例聚集异常。弗朗西丝·凯尔西在美国被视为女英雄，1962年被约翰·F. 肯尼迪授予勋章。2015年，101岁的她去世时，《纽约时报》发表了一篇文章，题为《拯救美国婴儿的女人》。虽然美国没有受到沙利度胺的影响，但事件冲击的剧烈程度为通过强化FDA的权力来对药品市场进行改革提供了政治机会。这场改革的捍卫者名叫埃斯蒂斯·凯福弗（Estes Kefauver, 1903-1963）。

凯福弗是一位为美国公众所熟知的民主党参议员。他的职业是律师，1948年他成为国会议员。凯福弗在美国做了大量犯罪研究，先是发表了一份报告，之后又出版了一本书。20世纪50年代末，他开始研究制药业市场，对美国人药品支出的增加感到担忧。凯福弗不信任这些药品，认为制药企业一直声称的有效性不可信，也因此怀疑药品的价格是否合理。他认为这个市场过于自由，担心美国患者被垄断市场控制。生产商获得了市场力量——当时正处于"奇迹之药"的浪潮中，凯福弗认为这是制药业市场过度自由的表现。对凯福弗来说，国家的作用是确保创新产业能够为普通美国人服务。他看到了制药企业在经济层面上的成就，但美国人能从中得到的好处与此相比不成比例。

凯福弗指责制药企业老板都是奸商，医生的头脑过于简单。到1961年夏初，他已经完成了《制药业反垄断法》提案，其中包含了许多潜在的法律修正提议。简单来说，该提案可分为两部分。第一部分赋予FDA更大的权力，要求制药企业在生产获批前提供药品有效性证明。[1] 当时尚没有这些要求，如前所述，FDA 在法律上只能要求制药企业提供药品安全性[2]的证明，而无法要求制药企业提供药品有效性的证明。提案的第二部分更具煽动性，它包含了对重要药品执照的 3 年期限制。这意味着专利保护的终结。上市 3 年之后，所有相关药品都可以在市场上与仿制药竞争，这是制药业过去不曾发生的。

《制药业反垄断法》提案的第二部分还包括一个对制药企业更不利的条例。凯福弗想要消除"me-too"。在成为女权主义运动的象征语之前，"me-too"指的是新的但创新性很低的药品。"me-too"在分子上与其他现有药品相似，它们由制药企业开发，以模仿竞争对手的创新，同时截获部分市场。凯福弗希望 FDA 能够拒绝对"me-too"的授权。仅仅"有效"是不够的，新药必须"更有效"才行。

凯福弗提出的这个问题很有道理，但他给出的答案过于严厉。也许凯福弗过于极端，拒绝略有不同的药品的态度是错误的。一方面，这种药可能确实更有效，或者最重要的是，对其他相似治疗没有反应的人可能会对这类药有反应。只是由于数据不足，药品监管机构授权时无法得知相关药品是否具有更高的效力或与现有药品不同的功效。另一方面，"me-too"进入市场是一个增强竞争和降低价格的机会，这恰恰是凯福弗提案的目的之一。总的来说，拥有尽可能广泛的治疗"武器库"对我们总是有好处的，即使这意味着我们必须解决部分冗余带来的问题。此外，监管机构的作用并不是规范市场，而是通过只批准临床正面影响大于负

---

[1] 提案的第一部分还包括其他要点。提案的目标是规范药品广告，并确保分子名称而不仅仅是其商品名称的可见性。

[2] "确定性"（sûreté）和"安全性"（sécurité）是同义词，在文中互换使用。

面影响的药品来确保市场安全。然而，凯福弗是一个有远见的人，他发现了药品的相对效果这一重要问题，并给出了过于严厉的答案。他所提出的这个问题，至今仍非常敏感。

《制药业反垄断法》提案的第一部分赋予 FDA 要求药品有效性证明的权力，或多或少被政府和行业接受。无论如何，制药企业很难拒绝提供药品有效性的证明。美国医学协会（AMA）则不然：医生们不希望类似 FDA 这样的政府机构获得权力。根据世界反兴奋剂机构的说法，有权力对药品的有效性做出判断的，只能是医生而不是官僚。该立场明确表示："关于药品有效性和最终用途的唯一可能的最终决定，来自大量医疗专业人员在很长一段时间内对该药的广泛临床应用。"[①] 这一论点显然是错误的，反映了一种不够科学的医学观点。决定药品效果的应该是临床试验的数据，医生的临床判断固然必要，但不够充分。

《制药业反垄断法》提案的第二部分，即能够在 3 年后撤销专利并拒绝"me-too"，引发了各方的反对。对制药业工会来说，将一种药品定义为"me-too"太武断了。制药业希望证明的是药品的有效性而不是优越性。在专利问题上，制药业表示该提案不太可能通过美国国会的考验。《科学》杂志报道，制药业工会没有必要在这一点上全面反驳凯福弗。[②] 它只需要对提案这一部分的政治可行性提出质疑就足够了。据报道，凯福弗意识到这是一个巨大的风险，但仍然坚持他的整个提案。他最终失去了话语权。1962 年 6 月，肯尼迪政府放弃了凯福弗，并准备在制药行业的支持下采纳另一套法律提案。凯福弗声嘶力竭地表示反对，但没能扭转局面，直

---

① "Drug Industry Antitrust Act", 87ᵉ Congrès, Session 1, 1961.

② "The Kefauver Hearings: The Drug Industry Finally Has its Day and Does Quite Well", *Science*, 1961.

到1962年夏天的丑闻改变了一切。沙利度胺事件震惊了美国公众，所幸美国人逃过了一劫。凯福弗的提案随后被重新采用，以确保药品的科学价值而不是经济利益。

《制药业反垄断法》于1962年10月2日获得国会两院一致通过，8天后由肯尼迪总统签署颁布。

该法案的通过并不是对议会听证会的回应，而是对沙利度胺事件的回应。最重要的条款赋予了FDA权力，要求制药企业在药品被批准前证明其有效性而不仅仅是安全性。这项条款将药品临床开发的过程划分为临床试验的Ⅰ期、Ⅱ期和Ⅲ期，只有在数据良好且3期均完成的情况下，药品才能获得授权和上市。如此，药品开发的严谨流程并不是由制药业自己而是由美国监管机构确定的。FDA定义了临床研究的方法和词汇。哈佛大学政治学教授丹尼尔·卡彭特（Daniel Carpenter）写了一本关于FDA历史的里程碑式的参考书①，谈到了该机构的"概念权力"（poavoir conceptuel）。卡彭特还指出，随机安慰剂临床试验不仅是实验室的规范，而且已成为整个科学界的规范。因此，整个制药业应当执行美国监管机构的标准。得益于凯福弗，药品疗效的科学证据水平达到了比以前更高的标准。

凯福弗的法案里还包含一个回顾性内容。其目的是审查自1938年以来批准的所有药品，检查它们是否符合新定义的标准。1938年大约是上一次重大医药改革的年份。这项令人印象深刻的工作花了几年时间，直到20世纪70年代才完成。据估计，约有600种药品因疗效未得到证实而被取消资格并退出市场。新法案还产生了一个令人意想不到的后果：由于制造商的举证责任增加，药

---

① Daniel Carpenter, *Reputation and Power*, Princeton University Press, 2010.

品的研发成本提高，因此新药的价格提高了。这与凯福弗想达到的目的背道而驰。新法案要求的新证据需要更多时间来获得，药品进入美国市场的时间被推迟，往往比在欧洲获得批准的时间还要晚，美国人对此非常不满。

凯福弗的努力和运气产生了广泛且持久的影响。人类服用的大多数药品基于这一研究标准，这不是一个世俗的标准，而是一个证据准则。如果有大量证据表明药品的积极影响大于它的消极影响和不确定性，药品就会获得 FDA 批准。这并不是说所有的药品都是安全的，世上没有一种药品是完全安全的，除非是那些不活跃的且没有价值的药品。这意味着，除非发生欺诈（非常罕见）或错误（罕见），市场上的药品平均来说足够安全，可以提供给患者。自 1962 年以来，尽管出现过一些获得特许的跳级，临床阶段性试验系统一直没有太大改变。此外，由于药品市场是全球性的，几乎所有 FDA 批准的药品都会寻求进入其他国家。因此，整个世界都受益于 FDA 的监管。大多数国家有自己的监管机构，即使没有，仅凭美国 FDA 的审查，这些国家也几乎都可以接受新药的商业化。

正如丹尼尔·卡彭特所写，当医生开出一种药或患者服用一种药时，他们告诉自己，它的有效性已经被别人验证过了。[1] 这个"别人"就是监管机构。自从凯福弗的法案发布以来，监管机构的检查都是基于更可靠的数据。当你让孩子服用一种新药，或者自己服用一种新药时，它已经经过了相当彻底的测试，这一事实来自一位后来成为田纳西州参议员的律师的努力，但意识到这一点的人或

---

[1] Daniel Carpenter, "Can Expedited FDA Drug Approval without Expedited Follow-up Be Trusted?", *JAMA Internal Medicine*, 2014.

许不多。对制药企业限制的加强并没有阻止它们创新，根据一些人的说法，这些限制甚至促使制药企业做得更好。

生物药品

　　1962年药品法修正案通过后，制药业的发展令人印象深刻。20世纪60年代和70年代，制药商每年推出10~30种新药。20世纪80年代初是另一个重要时期。3个重要事件为接下来的历史定了基调。第一个重要事件是科学事件——生物药品①的研发。此前，所有的药品都是用化学方法生产的。1953年，沃森和克里克首次描述了DNA的结构，为分子生物学开辟了道路。20世纪70年代末，一些科学和技术进步使生物药品的制备成为可能，即从生物中提取药物成分。这些生物可以是人、动物或微生物材料。1976年，赫伯特·博伊尔（Herbert Boyer）与罗伯特·斯旺森（Robert Swanson）合作创建了美国基因泰克公司（Genentech，简称基因泰克）。博伊尔发明了DNA重组技术，斯旺森则是一名投资者。基因泰克被认为是历史上第一家生物制药企业，这类企业通常被简称为"biotech"（生物技术企业）。基因泰克的创建具有高度象征意义，因为任何后来创建的制药企业实际上都被归类为生物技术企业。② 一年后，基因泰克在细菌内部合成第一种人类蛋白质。随后，它又成功地分离出了人类胰岛素基因，这使它在1982年将历史上第一种生物药品（一

---

① "生物药品"有几个同义词，如"生物疗法"或"生物制剂"。

② 这类企业此前被统称为"制药企业"。在实践中，制药企业-生物技术企业这种划分过于简单化，尤其是因为许多生物技术企业实际上生产小分子药品即化学药品，即使它们可能为此使用生物技术程序。另外，所有历史悠久的制药企业都进行了生物技术研发，并将生物药品商业化。

种新的胰岛素）商业化。以前，胰岛素是从猪胰腺中提取后经过化学方法合成的。现在所有的胰岛素都有生物来源。

自发明以来，生物药品在治疗许多疾病方面占据了战略性地位。它最初是用来治疗癌症和炎症性疾病，然后便进入罕见病、微生物疾病，甚至代谢性疾病（如严重的高胆固醇血症）的治疗领域。生物药品占每年获批新药的 20%～30%。通过模仿生命体，生物药品可以治疗化学药品无法治疗的疾病。

化学药品和生物药品有许多不同的特点。化学药品有相对简单的小分子，生物药品则有更复杂的大分子。化学药品对目标的特异性不完全，这使其可能产生许多负面的连带作用①。相反，生物药品是具有高度选择性的，它们的目标更明确。平均而言，生物药品的风险更小，因为它们的毒性更低。而且，与化学药品相比，生物药品的作用时间更长。

与此同时，大量生物制药技术被发明，其中一些被成熟的制药公司收购。基因泰克参与开发了凝血因子、生长激素、干扰素、心脏病发作期间和中风期间使用的抗凝血剂，以及乙型肝炎疫苗。该公司后来逐渐被曾帮助其销售多种产品的瑞士制药巨头罗氏公司（Roche）并购。

孤儿药

第二个重要事件涉及罕见病。罕见病的市场很小，制药企业对它们不感兴趣。由于没有广阔的经济前景，它们获得的工业投资不足。药品的研发是根据疾病的流行病学状况分配的，但国家

---

① 连带作用指副作用、非预期反应或不良反应。

的责任是照顾好所有人。于是，美国立法者介入其中，以纠正市场失灵。

为了争取更好地实现公平和正义，立法者必须做出反应，这就是美国《孤儿药法案》（Orphan Drug Act）的构想。立法者是务实的：如果想让制药企业对罕见病感兴趣，必须让制药企业赚钱。因此，该法案规定了 7 年的市场专营权、减税和临床研究补贴。该法案还规定，制药企业如果希望向 FDA 提交申请，就必须证明对未来药品的盈利"没有合理的预期"（no reasonable expectation）。该法案于 1983 年由美国国会通过。第二年，申请书的措辞发生了变化。制药企业不想披露更多财务收支细节，也不想详细证明他们无法由此盈利。因此，国会提出了一项修正案，调整了孤儿病这类疾病的发生频率门槛。门槛设定为 20 万美国人。在美国，任何针对患者人数低于 20 万人的疾病的药品，都可以被称为孤儿药。

该法案起到了激励作用。它颁布最初的几年里，FDA 每年收到大约 50 份申请。药品开发风险很大，并不是所有的药品都能完成临床试验过程。但孤儿药在获批药品中的比例已经从大约1/5提升到现在的 1/2。2018 年，FDA 批准的新授权药品中有 58% 涉及罕见病药品。共有 500 多种孤儿药被批准并投放市场。这意味着，以前因其罕见的病理而在医学上处于不利地位的数以百计的疾病得到治疗，数以百万计的患者得到了救治。1999 年，欧洲药品管理局也颁布了一项类似《孤儿药法案》的政策，但标准略有不同。① 在实践中，美国和欧洲的规定非常相似，针对的药品也相同，这些规定使制药企业的工作更容易。这是一件好事。

---

① 欧洲药品管理局将孤儿病的阈值定为 5/10000，以宣布其为孤儿病，针对这种疾病的药品被认定为孤儿药。

如今，这些关于孤儿药的法规受到了批评。许多专家认为这些法规超前，最初的想法被扭曲了。根据 1983 年颁布的《孤儿药法案》的精神，罕见病应该能够为实验室带来盈利。然而今天，罕见病带来的盈利过于丰厚，以至于损害了国家财政。2017 年，销售额最高的 10 种孤儿药每年为其企业带来的收入都超过 10 亿美元。同年，罕见病市场总额为 1250 亿美元，占整个药品市场的 16%。这一比例可能很快就会超过 20%。

1983 年的立法者没有预料到 3 个问题。第一个问题是药品价格相对持续和普遍的上涨。这一增长尤其体现在孤儿药上。2017 年，100 种最畅销的罕见病药品的患者人均费用为 14.7 万美元，几乎是其他类畅销药品年均成本的 5 倍。

第二个没有预料到的问题与生物学的保守性有关。疾病之间有许多共同机制，即使它们本身各不相同。生物学的保守性强调，对一种疾病有效的药品也可能对其他疾病产生影响。制药企业对这种可能性非常熟悉，当一种药品被批准用于治疗一种疾病时，制药企业立即试图验证它对其他可能的疾病产生的有效性。在专业术语中，这被称为扩展上市许可。这个过程既是合法的也是符合伦理的，无论对公众还是对创造新产品的实业家，它都可以最大限度地发挥新产品的潜力。批评者的理由则是，一些被批准用于罕见病的药品已经能够扩展到非罕见病，获利的企业由此将销售额扩大到超出预期的程度。1/5 获批的孤儿药会被制药企业用来尝试治疗非罕见病。

第三个不可预见的问题与分子遗传学的进步有关。一般来说，分子遗传学对疾病分类产生了细分作用，这影响了对罕见病的定义，它可以将一种异质性疾病分解为数种同质性疾病亚型。因此，糖尿病不止一种，而是十多种。研究人员对炎症性疾病也根据其遗传特征进行了进一步的分类。换句话说，根据临床特征列表，疾病最终被分子定义。疾病原来的名称仍然留在列表上，所有遗传亚型都成为它的组成部分。正如我们在癌症研究中已经看到的，分子遗传学不可避免地带来分化。它通过强调差异来打破身份认同。它厘清了被错误地认为相似甚至相同的不同疾病亚型。常见病变成了罕见病的集合，这为企业家提供了过度利用立法获取额外利益的可能性。一个相对简单的解决方案是改变孤儿药的定义。将焦点过多放在疾病的罕见性，而不是治疗选择的缺乏上，会将制药企业引向陷入僵局的病理研究。罕见病药品的经济效益不应再取决于患者的数量，而应取决于患者可用的治疗方法的缺乏程度。

仿制药

　　20 世纪 80 年代的第三个重要事件是仿制药监管的变化。仿制药是化学药品的合法复制品。一旦原始活性成分的专利到期，仿制药制造商就会将其商业化。如果市场上有几个制药企业同时在做这件事，就会产生竞争，从而压低药品价格。但 20 世纪 80 年代初以前，情况并非如此。当时的竞争很少，仿制药的价格也相对较高。原因很简单，仿制药的生产企业必须重新走一遍完整的开发流程，它们被要求进行正常的临床试验，以证明使用原药的人群与使用仿制药的人群之间的临床等效性。开发成本太高了，很少有制药企业有这样的投入，而那些投入生产仿制药的制药企业，则将开发成本转嫁到销售价格上。仿制药的价格过于接近原始专利药品的价格，对美国各州来说都不是一笔好买卖。

　　两名美国国会议员扭转了这一局面。亨利·韦克斯曼（Henry Waxman）和奥林·哈奇（Orrin Hatch）发起了一项基于科学的改革，这项改革在 20 世纪 60 年代和 70 年代得到了完善。之前一种强烈但尚未被证实的直觉被证明了，即生物等效性产生临床等效性。生物等效性是指活性原理相同的两种药品①，其对人体的治疗作用是相似的。两种产品——如原药和仿制药②——在人体中的作用方式相同，它们在血液中的浓度也没有显著差异。20 世纪 60 年代和 70 年代的科学研究证明，如果两种药品之间存在生物等效性，它们的临床效果也会相同。人类生物学的决定论解释了生物等效性与临床等效性之间的联系。完全相同的原因往往会产生相同的结果。

立法者利用这种决定论大大简化了仿制药的开发流程。哈奇和韦克斯曼认为，如果一家制药企业能够证明其仿制药和原药之间的生物等效性，就可以合理地假设临床等效性，由此获得仿制药销售的授权。在实践中，这改变了专利期之后药品市场的格局。生物等效性研究只需要几十名患者，随访时间短，程序简化，成本是 Ⅱ 期和 Ⅲ 期临床试验的几十分之一甚至几百分之一。生物等效性研究令制药企业可以以低于 100 万欧元的价格将仿制药推向市场，不包括生产成本。《哈奇-韦克斯曼法案》于 1984 年通过，它带来了变革性的影响。

在目前的市场上，仿制药的销量占药品销量的大部分，但仿制药预算在国家药品预算中只占很低的比例③。在美国，90% 的处方药是仿制药，合计还不到美国药品支出的 1/4。据估计，仅在美

---

① 活性成分是产生预期治疗效果的原始分子，是药品的核心。包裹层和涂层为药品赋予味道和颜色，并决定药品效力的某些表现，这些都是辅料。原药和仿制药的活性成分是相同的，但辅料可能有所不同。

② 此处也完全可以是两种含有相同数量活性成分的仿制药。

③ 这一比例因国家而异，但总体而言仿制药的销售占比与预算占比往往是相反的：80% 的处方药是仿制药，但它们只占药品支出的 20%；非仿制药占少数，但贵得多，因此占药品支出的大部分。

国，仿制药在 2007~2015 年就节省了惊人的 16700 亿美元。与任何对健康有益且便宜的事物一样，仿制药也受到了无中生有的攻击。通过混淆真假的言论，一些反仿制药运动达到了目的，它们令民众产生了怀疑。仿制药的反对者最喜欢攻击的是生物等效性。根据仿制药反对者的说法，生物等效性不足以证明临床等效性，二者最终的效果是不可比较的。诚然，偶尔会有某种仿制药的效果比原药差，但这些都是特殊案例，并不足以否定仿制药与原药相同的优秀表现。当治疗窗口较窄时，即当药品浓度的微小变化可能会影响临床效果时，生物等效性标准甚至更为严格。

仿制药和原药不一样，但它们足够相似，而且仿制药是可信的。人们可以服用仿制药而不会有疗效降低或危险增加的风险。今天，几乎所有专利历史达到 20 年以上的药品都是仿制药。[①] 这意味着治疗急性心血管疾病的药物、很大比例的抗癌药物，以及抗炎症疾病的活性药物，现在可以以最低的价格获得。仿制药对世界上大多数人来说是最有用的药，它们的质量-价格比是无与伦比的。没有任何其他药能以如此低廉的成本，如此有效地延展人类健康。拯救当下人类生命的是"昨天"的药，而不是"今天"的药，但人们对后者的需求并没有因此而降低。如果不能以较低的价格销售安全有效的仿制药，各国政府就不能通过每年为上市的新药支付高额费用来支持创新。

药品时代

科学和监管方面的进步刺激了药学的发展，药学本身也对医学

---

① 历史学家已经很好地描述了一些值得注意的例外，比如胰岛素。

产生了突变效应。许多以前治疗不力的疾病现在得到了缓解。制药企业帮助改善了数亿人的健康状况，但这并没有使它们变得非常受欢迎。药学的发展已经被无数次地评论过了。世界著名外科医生和作家阿图尔·加旺德（Atul Gawande）发表了一份不够完整却足够精巧的统计学数据，来说明市场对药品日益增长的需求。① 19世纪末到20世纪初，《新英格兰医学杂志》发表的论文中有一半是外科方面的。20世纪50年代之后，药品相关的出版物开始占据主导地位，以至于在1972～2012年《新英格兰医学杂志》上只有1/10论文与外科有关。这一比例的下降主要是由于报道药品创新的文章大量增加。

2009年，制药业资深人士、活动能力超强的退休人员伯纳德·穆诺斯（Bernard Munos）发表了一份更复杂的分析报告。在这篇极具影响力的报告中，他回顾了近60年的药品史，囊括了1950～2008年获批的1222种新药。② 穆诺斯观察到，药品发明受到一些微弱的影响，但变化幅度很小，而且变化的速度相对稳定。一些制药企业的表现超过了同行，比如默克集团（Merck kGaA）、美国礼来公司③（Eli Lilly and Company）和罗氏公司。穆诺斯在研究生物技术企业时发现，它们的生产力更高。世界上有4000～5000家生物技术企业，其中的大多数可能永远不会销售药品。它们会因为缺乏资金或科研成果而破产。但数量巨大且不断增加的新药恰恰来自这些生物技术企业。穆诺斯将所有生物技术企业的投资与传统制药企业的投资进行

---

① Atul Gawande, "Two Hundred Years of Surgery", *The New England Journal of Medicine*, 2012.

② Bernard Munos, "Lessons from 60 Years of Pharmaceutical Innovation", *Nature Reviews Drug Discovery*, 2009.

③ 在撰写本书时，礼来公司是穆诺斯的雇主。

比较，发现生物技术企业用更少的资金研发了更多药品。在穆诺斯之后，更多分析也证实了这一点。

这段时期研发的最有效的药品是什么？答案是主观的，因为这是一个微妙的问题。在严谨的调查过程中，来自 15 个不同专业的25 名专家被问及该问题。[1] 在他们的回答中许多预料之中的药物被提及，其中包括抗溃疡药、伊马替尼、他汀类药物、二甲双胍、抗高血压药、促红细胞生成素、抗艾滋病病毒药，还有氟西汀（一种被广泛称为百忧解的抗抑郁药）以及对抗阳痿的西地那非[2]。研究人员随后调查了专家选择这些作为这段时期最有效的药品的原因。不出所料，专家重视的是它们的疗效和优越性、新的作用机制以及对护理实践的影响。调查还显示，专家评价最高的药并不总是最早上市的药。比如，在他汀类药物家族中，洛伐他汀比其他药更早上市，但没有入选；较晚上市的阿托伐他汀[3]则被誉为"转化率"最高的药[4]，因为它的功效更强，最终具有更好的保护作用。

上述调查报告揭示的另一个信息是，治疗罕见病的药数量异常多。这些药的影响超过了针对最初目标的有限流行病学治疗效果。比如，我们现在知道伊马替尼不仅能将慢性骨髓性白血病转化为更慢性的白血病，而且它的活性分子已经证明，我们可以通过靶向细胞蛋白而不是像过去那样针对 DNA 来治疗癌症。伊马替尼的活性分子还强调了酪氨酸激酶抑制剂在癌症治疗中的潜力。2020 年，50 多种新药以此家族为基础研发出来。

---

[1] Aaron S. Kesselheim, Jerry Avorn, "The Most Transformative Drugs of the Past 25 Years: A Survey of Physicians", *Nature Reviews Drug Discovery*, 2013.

[2] 这种药品更广为人知的商品名是伟哥。

[3] 它在法国的商品名称是 Tahor®。

[4] 援引自研究论文作者的术语。

在这份调查报告发表后，制药企业在接下来的几年里表现出超凡的生产力。自 2014 年以来，它们每年成功投放市场的药品通常超过 50 种，远远超过历史水平。[①] 与之前的许多创新一样，这些创新性药品有助于控制影响消化系统、关节系统、皮肤或神经系统的免疫炎症疾病。它们让艾滋病患者过上了更接近正常的生活，并且帮助治疗或控制病毒性肝炎。它们延长了大多数癌症患者的生存时间，尽管程度不同。这些药品令罕见病脱离了孤儿病的范畴，还缓解了偏头痛和性能力低下问题，这些问题给人们带来痛苦或挫败感，但是它们不被认为是公共健康问题。从 1990 年到笔者写这本书的时候，FDA 已经批准了 1000 多种新药。针对某些疾病的药品研究显然更加顺利，炎症通常是更容易被制药企业找到应对措施的病症之一，多发性硬化症就是其中一个例子。

多发性硬化症的案例

多发性硬化症是一种中枢神经系统的炎症性疾病。[②] 它对女性的影响比对男性的更大，通常发生在成年早期。像大多数疾病一样，多发性硬化症是可变的，分为两个阶段：第一个阶段被称为缓解-复发阶段，在这个阶段，疾病发作与正常状态交替发生。然而，每次发作都可能产生一个小的身体障碍，并持续存在。第二个阶段被称为进行性阶段，在这个阶段，疾病的发展不再是间歇性的，而是持续性的。第二阶段的多发性硬化症更难治疗。无论疾病

① 我们在这里谈论的上市许可是由 FDA 批准的美国药品上市许可。欧洲授权上市的药品数量与美国的差别不大，尽管有时会有几个月的延迟。
② 相对于周围神经系统而言，中枢神经系统由大脑和脊髓组成，它被分为白质和灰质。多发性硬化症几乎只影响白质。

的可变性和患者的病史如何，多发性硬化症都经常导致严重且不可
逆的残疾。

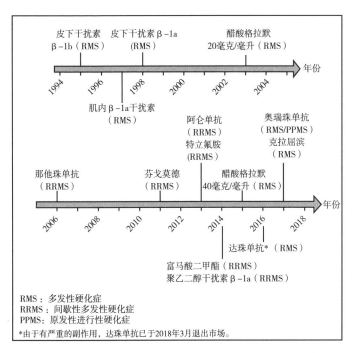

图 10-2　多发性硬化症的有效治疗及其发现或获批上市的年份

注：该图显示，针对多发性硬化症的药物创新是相对规律的。这些药都被认为会影响病理过程。它们不仅可以缓解症状，而且可以阻止或减缓神经系统恶化。这些药无法治愈多发性硬化症，它们都是以累积的方式改善疾病的预后，就像对大多数炎症性疾病的治疗那样，比如消化系统炎症、风湿病或皮肤炎症。

资料来源：Alan J. Thompson, et al., "Multiple Sclerosis", *The Lancet*, 2018。

自 20 世纪 90 年代中期以来，超过 15 种治疗多发性硬化症的
新药获批并投放市场。它们的作用机制和有效性各不相同，但都可

以减缓或暂时中断疾病的发作。患者通过服用这些药换取生存时间，并且健康得到延展。复发会导致治疗的改变，这意味着再次购买几年体面的生活。这种重新获得的体面促使神经学家发明了一个临床概念——"无疾病活动证据"（no evidence of disease activity），它是指没有复发、没有恶化的残疾且没有新的医学病变。治疗"武器库"的扩大为治疗提供了新的答案，但也提出了临床问题，如决定第一选择或制定总体策略。这些问题永远没有明确的答案，因为数据永远不足，医学的发展也永远不会间断。尽管如此，多发性硬化症治疗方法的加速发展依然让人印象深刻。

这些连续的突破对患者的预期寿命有什么影响？它们几乎对患者的预期寿命没有影响。虽然健康状况有所改善，但我们尚不确定其程度是否足以在统计数据汇总中体现出来。治疗对个体有重大影响，但在流行病学层面影响不大。制药企业不应该只开发能提高存活率的药品，还需要开发帮助患者更好地从事日常活动、带给他们更好的感受的药品。所有用于治疗多发性硬化症的药都属于这一类型。

扩大治疗"武器库"给患者带来了希望。宣布年轻人患上一种严重的慢性疾病，是一件残酷地影响他们的人生规划和愿景的事情。在年轻人看来，生命中的可能性骤降，他们无法清晰地理解和把握自己的人生。向医生提出问题并不能保证得到解答，这让他们感到尴尬。但有一个事实总能让患者放心：如果医生开的一种药不起作用，他们可以尝试另一种药。如果后者同样无效或身体反应过于强烈，仍然存在其他药，以此类推。人们几乎总能充分控制疾病的症状，甚至使生活正常化，这种想法相对较新，但至关重要，可以让患者安心。

尽管在治疗多发性硬化症方面取得了总体进展，但药品还是会对一些患者不起作用。他们的疾病面对所有疗法都表现出顽强的抵抗性，情况一步步恶化，患者自己也清楚这一点。对制药企业来说，这种问题非常棘手，需要更优先解决，因为这些患者经常达到疾病的进行性阶段，这是一个持续性的、病情缓慢恶化的阶段。最近，开发出的治疗方法对遏制病情的恶化依然没有直接作用。不过，实验室找到了新的治疗方案，一些药似乎对缓解进行性多发性硬化症有效。医药研发受到提高利润率的刺激，制药企业认为这是未来利润的来源。未满足的需求对制药企业来说永远是潜在市场。治疗多发性硬化症不但是医学上的成功案例，而且是商业上的成功案例。2020 年，治疗多发性硬化症药物的全球市场价值超过 230 亿美元，并有可能在 5～10 年内翻一番。

自 20 世纪 90 年代以来，针对许多炎症或免疫炎症性疾病的药品研发都有类似的经历。另一个例子是类风湿性关节炎——一种最常见的炎症性风湿病，每 200 人中就有 1 人受其影响，尤其是女性。如果不加以治疗，类风湿性关节炎往往会破坏关节，造成严重的功能障碍并影响外表。自 21 世纪初以来，这种疾病的治疗史发生了变化。现在有超过 15 种药可以帮助 90% 的类风湿性关节炎患者减轻关节损伤。

第三部分

21世纪的三大健康问题

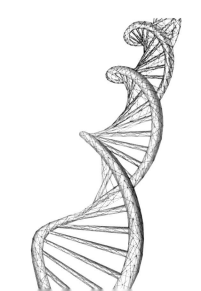

第十一章

寿命增加 2 倍的代价是什么？

在大多数国家，医学进步促进了健康状况的改善和预期寿命的持续增加。1840 年的预期寿命纪录由瑞典女性保持，平均为 46 年。2019 年，日本女性是全球最长寿的，人均预期寿命接近 88 岁。在不到 200 年的时间里，人类寿命几乎增加了 1 倍；如果我们从 1750 年算起，则增加了 2 倍，这个时期基本上是本书覆盖的历史时期。这也意味着，在目前的生物形态下延续了 8000 代①的智人，用了 8~9 代的时间成功实现了死亡率的下降。从历史的角度来看，这是一个巨大的进步。从进化的角度来看，这甚至是一种反常现象。

詹姆斯·沃佩尔（James Vaupel）是一位才华横溢、富有独创性的哥本哈根研究人员，他在多篇生物人口统计学研究论文中分析了这一现象。他发现，历史上死亡率最低的智人种群与狩猎采集者之间的差异，比狩猎采集者与野生黑猩猩之间的

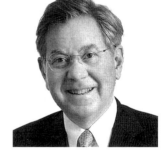

图 11-1　詹姆斯·沃佩尔

---

① 一代通常为 22~32 年。——译者注

差异更大。① 工业时代的人类与非工业时代的人类之间的差异大于非工业时代的人类与人类以外的灵长目动物之间的可测量差异。通过突出的认知和社交能力，工业时代的人类打破了自然进化规律，脱离了自然选择，他们进行自我选择，从而逃离了其他物种不得不参与的"游戏"。

在其他研究中，沃佩尔还表明，全球进步是通过大规模减少人类之间的不平等来实现的。在预期寿命比现在的低200%~300%的时代，人类的死亡年龄非常不同。许多婴儿活不到1岁，许多儿童活不到10岁；有些成年人在四五十岁时死亡，还有些成年人在生物学允许的范围内，设法充分发掘了人类寿命的潜力，幸运的人能活到七十多岁甚至八十多岁。工业时代的人类逐渐拯救了孩子，预期寿命增加，人与人之间的差异也缩小了。

詹姆斯·沃佩尔认为，他所谓的"寿命平等"（lifespan equality）是随着人口平均预期寿命的增加而逐渐实现的。长寿与平等之间的关系也存在于灵长目动物中。这些物种寿命越长，同物种成员之间的差异就越小。在死亡率较低的国家，大多数人死于相对相近的年龄，即70~90岁，这种高龄死亡率的集中改变了人口统计数据。研究人员观察到生存曲线呈矩形，这个概念可能是由斯坦福医学院名誉教授詹姆斯·F. 弗莱斯（James F. Fries）在1980年提出的。② 由于弗莱斯所说的"发病率压缩"，生存曲线不是在年轻时定期下降，而是几乎保持水平，然后在老年时急剧下降，其形状接近矩形。

---

① Oskar Burger, et al. , " Human Mortality Improvement in Evolutionary Context ", *Proceedings of the National Academy of Sciences*, 2012.

② James F. Fries, "Aging, Natural Death, and the Compression of Morbidity", *The New England Journal of Medicine*, 1980.

　　越来越多的人的寿命甚至超过了 70~90 岁。在许多工业化国家，百岁老人和超百岁老人的数量正在增加。这些老人似乎在测试人类寿命潜力的极限，并质疑可能的生物学极限，人类生命的可塑性使他们比别人更长寿。此外，这一群体的死亡率相当低。这一切似乎都显示了这样一幕：那些成功地迈过了死亡高峰的人已经近80 岁，他们终于可以放松下来，享受他们非凡的生命。

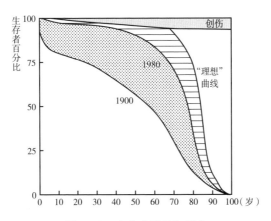

图 11-2　生存曲线的矩形化

　　注：自 1980 年以来，约 80% 的人类死亡原因已被消除。这可以从 1900 年的生存曲线和人类生存的"理想"曲线之间的差异中（圆点区及影线区）看出。自1980 年以来，精神创伤和身体伤害一直是人过早死亡的主要原因。

　　资料来源：James F. Fries，"Aging, Natural Death, and the Compression of Morbidity"，*The New England Journal of Medicine*，1980。

女人的寿命为什么比男人的长？

　　21 世纪，大多数国家的女性比男性更健康，寿命更长。男女之间的差异因国家而异，但男性与女性总有几年的寿命差距，这对平均寿命来说是很可观的。根据法国国家统计与经济研究所的数据，2019 年，法国女性的预期寿命为 85.6 年，男性的预期寿命为79.7 年，相差近 6 年。根据美国疾病控制与预防中心①（CDC）的数据，2018 年美国女性的预期寿命为 81.2 年，男性的预期寿命为76.2 年，相差 5 年。这些性别差异并不是新鲜事。20 世纪以来，它们一直稳定存在，在过去的几个世纪里也有迹可循。

人们立刻想到的问题是：这种差异是如何产生的？女性的这种优势是先天的，还是生活条件所赋予的？换句话说，女性的这种优势是生物条件还是其他原因造成的？答案尚未明确，但据信它是由多种因素造成的。我们有足够的理由假设这种优势存在一个生物学基础，也有证据表明它是在生命过程中获得或累积的。男性的寿命差异与女性的寿命差异只有一部分是由基因决定的，其余都是后天形成的。生物学属性和社会条件②在延长女性寿命方面都起到各自的作用。

有许多理由支持生物学决定论。第一，这种差异不仅存在于人类，还存在于其他灵长目动物。雄性猴子的预期寿命比雌性猴子的短。我们可以假设，社会条件在灵长目动物中发挥作用的可能性不大，重要性也不强，生物学解释了雌性长寿的原因。第二，一些生物学或临床数据表明，女性的健康程度更高。许多感染性疾病对女性的影响更小。研究人员认为，女性荷尔蒙会增强免疫力，而男性荷尔蒙会削弱免疫力。③ 第三，流行病学数据也指向同样的方向：

---

① 相当于法国卫生总署。

② 根据基本定义，性有生物学属性，而性别有社会学属性。男性和女性的寿命差异可能是生理优势和社会优势造成的。这并不意味着当今社会对待女性比对待男性更友善，但事实上，女性的长寿优势并非由生物因素决定，而是由其他因素决定的，这些因素本身与社会条件有关。

③ 女性有更多的自身免疫性疾病，如风湿病、类风湿性关节炎。女性的这类疾病的发病率是男性的 3 倍。狼疮是一种更罕见的自身免疫性疾病，男性与女性的患病比例接近 1∶10。通常来讲，免疫力似乎有利于女性，特别是在抗感染方面，但这种过度免疫的不利影响会令人患免疫性疾病的风险增加。

在行为同质化、暴露在相同环境中的人群中，女性仍然具有优势。在以苦行为生活方式的摩门教教徒中，或者在基督教会的神职人员中，女性的寿命也更长。第四，女性在罹患很多疾病的情况下生存得更好，这些疾病最初被认为对两性都有同样严重的影响。比如，患癌症或不幸残障的女性的预期寿命更长。第五点是詹姆斯·沃佩尔的观点。在一篇分析男性和女性在极端情况下生存的比较文章中，沃佩尔证实了女性的表现优于男性的。通过收集欧洲几次饥荒和流行病的死亡率数据，他再次指出女性的生存能力比男性的更强，尽管性别之间的差异不算很大。分析表明，这种差异主要源自婴儿死亡率。沃佩尔将他的研究结果解释为生物学决定论的证据。在历史的极端时期，人类社会不太可能偏袒女性，甚至可能存在相反的情况，即男性享有特权。尽管社会并没有创造有利条件，甚至完全不利于女性，但女性在面对历史冲击时的表现确实更好。

除了可能的生物优势，还有一些行为决定因素进一步推动女性寿命增加，拉动男性寿命减少。男人抽更多烟，喝更多酒，吃得更不健康。他们服用更多的精神药品，开车的方式更危险。所有这些因素加在一起，在 21 世纪造成了两性之间持续的统计学差异。

人类健康的延展一直持续到 20 世纪，并取得了惊人的统计学结果。但在这种前所未有的寿命增加的同时，人类也制造了 3 个对他们自己不利的问题。第一，健康收益的代价已经成为一个反复出现的争议性话题。所有国家都对本国的卫生健康支出表示担忧，但没有一个国家找到适合的解决方案。第二，社会不平等盛行，有时甚至加剧。第三，社会产生了两种巨大的新风险——行为风险和环境风险，造成了难以计数的慢性疾病。到目前为止，我们还没有找到解决办法或可以让问题得到明显缓解的线索。这些问题无疑是未来几十年全球卫生面临的重大挑战。

不断增长的卫生健康支出

> 数百万名公民目前没有机会获得良好的健康状况。数以百万计没有保护或保障的人暴露在疾病的经济影响下。我们现在应该采取行动、帮助他们获得保护和保障。
>
> 哈里·杜鲁门（Harry Truman），1945 年

第二次世界大战后人类健康的延展花费了大量资金。随着工业化国家变得越来越富裕，它们将越来越多的资源用于改善国民的健康状况。经过一段时间的调整后，大多数国家的卫生健康支出稳定占其国内生产总值的一定比例。荷兰经济学家雅克·范德加格（Jacques Van Der Gaag）和其他几位学者指出，一个国家的人均卫生健康支出总额与当年的国民总收入密切相关。在大多数情况下，人均卫生健康支出与人均收入之间存在线性关系。范德加格分析说，人均收入几乎解释了人均卫生健康支出的所有可能变动。这种几乎恒定的关系通常被称为健康经济学的第一定律。人均收入的变化解释了 90% 的人均卫生健康支出变化。

健康经济学第一定律的一个后果是，各国在找到自己的运行模式后，保持卫生健康支出相对其收入所占的稳定比例。在经济合作与发展组织成员国，这一比例通常为国内生产总值的 8%~11%。但是，安哥拉、刚果、新加坡等国在人口卫生健康方面的支出很少，而美国等国在人口卫生健康方面的支出很高。① 卫生健康支出

---

① 自 2015 年以来，不包括 2020 年，美国将大约 17% 的国家财富用于医疗保健。无论是绝对数字还是百分比，美国都是世界上卫生健康支出最多的国家，但这个国家人口的预期寿命并不是最长的，甚至连续 3 年减少。

在国内生产总值中所占比例的稳定性意味着卫生健康支出总额一般会增长，因为无论是在工业化国家还是其他国家，经济增长都意味着国内生产总值的增长。

为什么几乎所有地方的卫生健康支出都在增长？第一，一种流行的观点认为，衰老和慢性疾病是其主要原因。但最有力的解释首先是医疗技术储备的增加。正如我们所看到的，制药企业和医疗设备制造商也受到专利的推动，以相当稳定的速度将新产品推向市场。这些新产品通常比以前的产品贵。此外，新产品并不总是直接替换旧产品，而往往是在旧产品的基础上增加新产品的数量，从而增加总支出。第二，医疗保险覆盖范围的扩大。无论是公共保险还是私人保险，这些保险都减少或抵消了治疗费用对治疗需求的影响。在缺乏适当监管的情况下，医疗保险可以在推高价格的同时提高需求水平。覆盖范围的扩大使越来越多的人口能够获得医疗保健服务，但往往意味着卫生健康支出的增加。[①]第三，一部分增加的卫生健康支出实际上与人口年龄的增加有关。但这种解释出现得比较晚，因为人口老龄化是近几年才出现的现象。

这些卫生健康支出包括哪些内容？它们的分配相当固定，遵循卫生经济学家熟悉的 3/2/1 规则。6 欧元中，3 欧元用于医院，2 欧元用于非医院医疗专业人员（在法国被称为"自由医护人员"），最后 1 欧元用于购买药品和医疗设备。这一比例在不同国

---

① 由于不清楚的原因，《平价医疗法案》（Affordable Care Act，又称"奥巴马医改"）的实施与美国卫生健康支出的显著增加没有关联。巴拉克·奥巴马（Barack Obama）的许多政治对手预测，卫生健康支出增加将出现问题，因为该法案使 2000 万美国人能够迅速获得他们没有的保险。但结果是，这类支出遵循"自然"规律，并没有显著增加。

家和不同时期非常稳定，尽管具体的卫生健康支出在不同国家之间一如既往地存在差异。

健康经济学

作为一门科学，经济学之所以存在是因为金钱存在，而且它并不是永远花不完的。健康经济学的诞生是必然的，也是因为存在有限的卫生健康支出。一个国家在改善健康状况方面的支出力度，并不曾发生在教育、司法、基础设施、国防或研究领域。

医疗费用取决于治疗的价格。在经济学中，当供求之间的相互作用决定价格时，价格被称为市场价格。价格就像一个信号，影响供求双方的行为。但也许没有比医疗保健市场更复杂的市场了。此外，根据所涉及的领域（药品、医疗器械、干预措施等），医疗保健市场的种类繁多且并不是单一的。

人们认为，健康经济学是在20世纪30年代的美国产生的。1931年，已经非常健全的美国医学会（AMA）成立了健康经济学办公室。1935年，米尔顿·弗里德曼（Milton Friedman）发表了一篇关于需求弹性的论文，被一些学者认为具有开创性。20世纪50年代以后，随着卫生健康预算成为国家关注的问题，各国有必要加快健康经济学专业的成熟速度。当时的研究结果无法支持相关部门在足够理性的基础上决定卫生健康支出。经济学是一门关于选择的科学，卫生健康研究在经济学层面上落后了。美国经济学家肯尼斯·阿罗（Kenneth Arrow，1921-2017）扭转了这一切。

阿罗被公认为20世纪乃至历史上最伟大的经济学家之一。1962年，他发表了第一篇题为《作为投资的健康》的论文。最重要的是，他在第二年发表了另一篇论文——《医疗保健的不确定性及其社会经济》①。这篇论文是健康经济学史上被引用最多的论文之一。阿罗在论文中关注的是健康经济学研究对象的特殊性——他称之为"医疗保健行业"，而不是普遍意义的卫生领域。相关研究是受福特基金会委托进行的，这篇论文实际上是他在卫生领域的第一篇也是最后一篇论文。阿罗在完成这篇论文之前做了大量的研究和前期工作，他在论文中详细阐述了关于疾病发病率和治疗效果的不确定性概念。这种不确定性为生物学和医学所固有，今天仍然存在。生物学更接近概率论，而非决定论。我们现在对风险有了更深入的了解，但这并不能消除不确定性。阿罗的论点是，在这种不确定性条件下，市场在配置资源方面的效率低下。因此，我们需要非市场机构来弥补市场失灵。有了这些机构，我们可以限制低效，也就是减少浪费。

　　阿罗的论文发表后，健康经济学出现了，历史学家将其追溯到 20 世纪 70 年代。它已经成为经济学科中的一门成熟学科。健康经济学可能有好几个任务，但它的主要任务是确立治疗的价值，为治疗制定一个公平的价格。健康经济学家试图像自由市场存在时所做的那样（事实并非如此），确定一个与医疗价值成比例的价格（自由市场不太可能做到这一点）。在很长一段时间里，医疗保健市场的定价被武断的决策者或特权影响。同样的药品可能会以非常不同的价格出售。企业家的游说或国家偏好往往是这一现象发生的原因。

　　估算医疗价值的研究被命名为"医学经济学"（médico-économique）研究。更具体地说，它被称为成本-效益研究。第一篇相关论文发表于 1976 年。从那时起，这类论文的发表率大大提

---

　　① 论文中的"welfare state"指福利国家。

升，据估计，目前全世界此领域的研究人员每天发表 1~2 篇相关论文。

这些研究论文通常分为两部分：第一部分是医疗评估，第二部分是经济评估。研究人员首先评估一种新疗法的医疗价值，也就是评估疗效。这种评估只能是比较性的，研究人员必须根据著名的市场逻辑，将新疗法与原有疗法进行比较。这两种疗法的性质不一定相同。比如，药品可以与外科治疗或物理治疗（如康复治疗）进行比较。评估基于时间点 t 的可用数据，这些数据总是不完整的，更是不对称的，原有疗法的数据通常比新疗法的数据多。研究人员还试图确定新疗法相对于原有疗法的健康收益，这是非常困难的。

随后，研究人员要进行经济评估。他们不但要考虑药品价格，还要考虑所有相关成本。如果一种药品需要患者在住院治疗时使用，研究人员就必须将住院费用计入总成本。如果这种药品会产生副作用，患者需要额外的药品来减轻它们的影响，这些额外药品费用便也应计入总成本。最后，研究人员提出一个价格，这个价格必须与新疗法的疗效相对应，即它与新疗法带来的额外健康量匹配。

并非所有国家都有相同的医学经济史。澳大利亚是最早引入医学经济学的国家之一。1987 年，它在原有法律的基础上增加了一项修正案，要求社会保障部门在做出报销决定时，将治疗的费用和效果纳入考量。1993 年，它成为第一个将医学经济学建议纳入一个特别建立的委员会的国家。英国随后在 1999 年成立了国家健康与护理研究所（NICE），它在 2003 年成为新疗法的强制性咨询机构。英国人在国家健康与护理研究所投入了大量资金，随着时间的推移，国家健康与护理研究所的预算增加了 10 倍，影响力不可估量。当英国药品市场占全球药品市场的约 3% 时，国家健康与护理研究所的意见受到了所有相关部门的关注。

以严厉著称的国家健康与护理研究所实际上只拒绝了大约 15%
的新技术。

美国一直是一个特殊的国家，那里的药品是世界最贵的，而
它们和欧洲的药品并无二致。美国法律禁止 65 岁及以上老年人
的政府医保根据经济标准决定新产品的偿还金额。然而，这并不
影响美国研究人员发表数量最多的医学经济学相关论文。在国家
机构缺席的情况下，2006 年成立的非营利性组织——临床和经
济评论研究所负责完成这项工作。在许多国家之后，法国也开始
发展自己的学说，医疗经济评估由政府高层卫生管理部门指导
进行。

我们对截然不同的护理方法的医疗经济评估进行比较，可以立
即发现差异，这些差异很容易被误认为是矛盾的。通过估算每百万
美元贡献的健康寿命，即著名的 QALY①，丙型肝炎治疗可以带来
9~29 年 QALY；全膝关节假体可以带来 84 年 QALY；预算每百万
美元的戒烟计划带来 278 年 QALY，这些戒烟计划的成本效益非常
高。45 岁高危男性服用阿司匹林，可预防心血管疾病。阿司匹林
不仅具有成本效益，而且被认为能节约成本，也就是说，它能帮人
省钱。大多数新疗法需要花费资金，但如果它们具有成本效益，它
们的成本换来的就是足够的健康延展。在这种情况下，起预防作用
的阿司匹林的效益更高，因为它能让人们把钱省下来。阿司匹林可
以带来健康和金钱，而大多数治疗和药品只能带来健康。这是因为
预防性服用阿司匹林既有效又便宜，即使在最富裕的国家，人们每
天也只需要花费几美分。如果阿司匹林现在上市，它的价格可能会

---

① QALY 是 "Quality-Adjusted Life Years"（生活质量调整寿命年数）的缩写。尽
管 QALY 经常受到批评，但它仍然是衡量一种新疗法医疗价值的标准。QALY
以生命质量为权重因子调整生命时长，以考察医疗价值的这两个主要维度。

高出数百倍。但它是由拜耳在 1899 年发明的，而且其仿制药也已经存在很久了。

通常来说，医学经济学研究结果显示集体干预的经济效益比个人干预的更高。在经济层面，公共卫生比医学更有话语权。研究也告诉我们，治疗的经济效益往往会越来越低，回报率也会逐渐下降，这是医疗市场的一个普遍趋势。

卫生健康支出增长的速度高于预期寿命增加的速度

自 20 世纪末以来，工业化国家的一个趋势是，人们不得不花越来越多的钱来获得越来越少的健康收益。预期寿命增加了，但卫生健康支出增长的速度超过了预期寿命增加的速度。因此，健康遵循了传统工业的一条众所周知的定律——收益递减定律。这条定律意味着，当一家公司扩大时，它的营业额会增加，但利润率会下降。它获得的绝对价值高于相对收入。

美国经济学家威廉·J. 鲍莫尔（William J. Baumol, 1922 - 2017）详细分析了健康特别是医学领域利润率下降的问题。他认为经济包括两个行业——进步行业和停滞行业。[1] 它们的名字表明了它们的活力状态。根据定义，进步行业包括所有能够提高生产力的行业。这些行业生产同样产品的成本越来越低，或者雇用的人越来越少。由此，它们可以用更少的钱生产更多的产品，或者以不变的成本生产更多的产品。相比之下，在停滞行业，生产率几乎没有提高。医疗卫生行业显然是停滞行业的一部分，这类行业还包括教

---

[1] William J. Baumol, *The Cost Disease, Why Computers Get Cheaper and Health Care Doesn't*, Yale University Press, 2013.

育行业、司法行业、新闻业和维修业。人们无法降低这些停滞行业的成本。在许多情况下，我们甚至可以观察到其平均成本的增加，有时仅仅是由于工资的提高。这些通常属于服务领域的行业有一个共同点：它们都包括一定程度的人工操作。

鲍莫尔解释说，在他看来，有两个主要原因抑制了停滞行业生产率的提高。第一，这些行业抵制或逃避标准化。它们总是涉及一种与任务异构性相关的个性定制形式。这种个性化不允许行业完全工业化。等待医治的患者、接受培训的学生、要审判的案件或待修理的机器等都有不可避免的差异，这使得个性化服务变得必不可少。第二，这些行业的质量过于直接地依赖工作量。花更少的时间看顾患者是可能的，这将降低成本，但往往会损害患者的健康，而且生产率不会提高，因为它是患者健康与成本之间的比值。

鲍莫尔认为，这两种行业截然不同的表现并不一定意味着出了问题。尽管他用"高成本疾病"这个词来描述别人口中的"鲍莫尔定律"，但他认为，只有管理者不明白如何处理这个问题时，才会发生损失。在鲍莫尔看来，进步行业的生产率提高可以填补其他行业生产率停滞的空间。一旦管理者做出决定甚至提出鼓励政策，在这两种行业之间进行某种形式的资源转换是可能的。通过降低某些商品的价格，进步行业重新赋予停滞行业购买力。这就是鲍莫尔的逻辑。医疗卫生行业产品价格的相对上涨本身对鲍莫尔来说并不是问题。相反，他解释说，进步行业不受控制的发展对人类构成了威胁。因为这种持续的发展——现在仍然如此——是以人类健康所依赖的环境和气候为代价的。

我们可以用至少 3 个相互不矛盾的论点来为鲍莫尔做补充。所有这些论点都指出，卫生健康支出有可能获得更好的回报，这并不一定意味着更少的支出，但意味着在相同支出的情况下患者获得更多医疗服务。第一，公共卫生系统中仍然存在大量低效区域。没有一个国家对自己的卫生健康支出完全满意，尽管有些国家做得比其他国家好。国家之间或公共卫生系统之间的卫生健康支出差异[1]证明了卫生健康支出效率低下。尽管存在这些差异，但我们往往可以看到在指标上有可比性的结果。美国的卫生健康支出效率很低。曾在奥巴马政府任职的医生唐纳德·M. 贝里克（Donald M. Berwick）将美国的浪费比作费米悖论。[2] 它无处不在，但没有人看得到它。即使在卫生健康支出效率最高的国家，医院之间或医生之间仍然存在差异，所有这些都表明卫生健康支出效率存在可提升的空间。这一空间永远不会被填满，没有一个国家能够完全消除其卫生健康支出的异质性，但减少卫生健康支出的异质性是可能的。通过限制不同性质的浪费，各国为自己创造条件提高卫生健康支出效率，也就是说，花同样多的钱更好地提升国民的健康水平。

第二，鲍莫尔有时会提及的论点是，卫生部门的生产率确实有所提高。研究人员所研究的指标往往过于粗略，特别是过于依赖量化方法。他们无法捕捉到某些健康收益。只衡量预期寿命或疾病存活率并不能说明所取得的所有进展。治疗癌症的成本确实越来越高，而且这种支出的增长可能比存活率的提升速度更快。另外，患者不仅在疾病中活得更长，而且往往活得更好，获得了更高的生活质量。医院改善了与医疗或外科治疗相关的接待、心理护理或公共卫生工作。虽然治疗的人性化层面仍然非常不完善，但它现在已经受到了更多重视。更健康不仅意味着患者活得更长，还意味着患者有更强的活动能力和更好的自我感觉。

---

① 比如在人口和指标具有可比性的情况下，一个国家内不同地区的支出差异。

② Donald M. Berwick, "Elusive Waste: The Fermi Paradox in US Health Care", *Journal of the American Medical Association*, 2019.

第三，某些技术和选择让我们有可能弥补在医疗保健市场上失去的收益。人工智能正在成为医学的一个常规课题。它在医学成像领域已经达到了相当成熟的水平，并有望渗透到所有专业领域，甚至公共卫生领域。虽然人工智能无法理解疾病，但它可以更好地预测疾病的发展。它可以避免不必要的检查和治疗，进而推动护理工作的调整，由此直接带来节约和效率。人工智能的部署将是缓慢的，比技术发展本身更慢，而且总会有失败。但人工智能帮助公共卫生系统恢复正常运转的希望是存在的。

第十二章

健康的不平等

健康状况的改善和寿命的增加已经相当普遍，但这并不能阻止各国健康的不平等现象持续存在。同一群体中个体之间的差异不能仅通过观察平均值来检测。平均值说明不了一切，如果我们不深入分析数据，就看不到健康的不平等。并不是所有工业国家的人口都能从发展中受益，国家之间或国家内部仍然存在不平等。国家之间的差异虽然不总是与它们的发展水平相关，但这种关联性经常存在。

收入越高，人越健康

健康不平等的一个主要决定因素是收入。斯坦福大学的经济学家拉杰·切蒂（Raj Chetty）出生于 1979 年，已经获得业界多个奖项和认可。他的多篇论文研究了美国人的收入与健康之间的关系。2016 年他发表在《美国医学协会杂志》上的一篇研究论文详细记录了 2001~2014 年美国人收入与预期寿命之间的联系。①

通过分析 14 亿份所得税申报单，并将其与死亡率数据进行比较，切蒂对收入与预期寿命之间的关系做出了规模最大、最完整的研究。他的研究结果证实了已经被广泛接受的事实：收入越高，寿

---

① Raj Chetty, et al. , "The Association between Income and Life Expectancy in the United States, 2001-2014", *Journal of the American Medical Association*, 2016.

命就越长。这不仅是穷人与富人之间的差距，而且是伴随完整收入水平曲线一路发生的变化。收入与预期寿命之间的关系很明显，可以呈现于每个收入百分位数上。换句话说，梯度关系是恒常存在的。因此，即便只多赚一点钱，在统计学上也会显示出相应的健康收益。纵观与收入梯度相对应的 40 岁人口预期寿命数据（这是一个有趣的指标，因为人在这个年龄，收入通常已经稳定下来），居民经济条件越差，收入增加带来的健康收益就越高。

切蒂的研究还指出，不同收入群体之间的预期寿命差距正在扩大。2001~2014 年，富人的健康福利不断增加，而穷人的健康福利没增加多少。因此，与收入有关的健康不平等加剧。

切蒂还研究了地理因素如何影响收入与预期寿命之间的关系。他指出，在收入等级的顶端，地理的影响很小或根本看不出来。相反，收入最低的美国人的预期寿命因居住地而异。这一发现表明，在美国，当你贫穷时，地理位置很重要，但当你富有时这一条件就不重要了。正如安格斯·迪顿（Angus Deaton）在刊登切蒂论文的杂志上发表的卷首语中所写："这一切仿佛意味着，收入最高的美国精英人士在哪里都一样，其他人则分属于不同的贫困地区，每个人都有各自的痛苦和健康问题。"① 这句话让人想起列夫·托尔斯泰所著的《安娜·卡列尼娜》中的那句名言："幸福的家庭都是相似的，不幸的家庭各有各的不幸。"

根据收入来预测健康状况不只在美国成立。奥斯陆公共卫生研究所的研究员乔纳斯·金格（Jonas Kinge）报告了挪威的情况。2005~2015 年，金格收集了 300 多万个 40 岁及以上人口的收入与

---

① Angus Deaton, "On Death and Money. History, Facts and Explanations", *JAMA*, 2016.

寿命的相关数据，总计近 2600 万份。金格通过分析收入和死亡率数据，重建了按收入计算的预期寿命，呈现出挪威和美国的预期寿命与收入关系的相似之处。首先，金格证明了挪威与美国在预期寿命与收入关系方面的第一个共同点，即收入与预期寿命之间存在梯度关系。挪威人越来越健康，赚的钱也越来越多。梯度是连续的，但存在波动。挪威最富有的 1% 的女性的平均寿命为 86.4 年，比收入最低的 1% 的女性的多 8.4 年。收入处于第一个百分位的男性比收入处于最后一个百分位的男性多活 13.8 年。与美国一样，挪威的最贫穷的 10% 的人口的预期寿命差距更大。在预期寿命与收入关系方面，挪威与美国的第二个共同点是经济条件越差的人的收入对寿命的影响越大，这种影响随经济条件的改善而逐渐减弱。换句话说，人从非常穷过渡到比较穷，比从富有变得非常富有能更快地延长寿命。收入的增加带来了额外的寿命，虽然这种影响会逐渐减弱，效率降低，但收入永远会增加。挪威与美国在预期寿命与收入关系方面的第三个共同点是，受研究人群的健康差距随收入的增加而增大。与收入有关的健康不平等在挪威也在加剧。[①] 2005~2015年，挪威最富有的 1/4 人口的预期寿命增加了 3.2 年，而最贫穷的人口的预期寿命只增加了 5 个月。最贫穷的挪威女性不仅健康状况不佳，而且其预期寿命的增加速度也较慢。

但挪威不是美国，这两个国家的相似之处有限。我们比较两国低收入人群和中等收入人群的寿命就会发现这两个国家在这方面有显著差异。这两国的收入处于第 20 个百分位的 40 岁人群的预期寿命相差 3 年。收入越高，预期寿命差距就越小。这又是一个同质化

---

① 观察到的差异与老年人的心血管疾病、癌症、呼吸系统疾病和痴呆症，以及较年轻人群服用药物过量和自杀有关。

的全球精英的例子。当我们比较收入时，会发现美国人在健康水平上的效率低下。同样处于第 20 个百分位的 40 岁的挪威人，其年收入估计为 2.4 万美元，预计可以与年收入 6 万美元的美国人一样长寿。众所周知，美国的医疗费用要高得多。

其他社会决定因素

收入与健康之间的关系问题又回到了更广泛的社会决定因素层面，也就是影响健康甚至生活质量的社会和经济条件。这些是人们出生、成长、生活、工作并最终变老的条件。社会决定论这一概念不是最近才出现的，它在科学界出现得更早。在形成社会的过程中，人类创造了社会决定因素。我们已经看到，早在 19 世纪，巴黎的维勒梅和北西里西亚的魏尔肖就已经将收入与健康联系起来。查尔斯·V. 查宾（Charles V. Chapin）等人研究了 1865 年美国罗德岛普罗维登斯市的死亡率，[①] 比较了纳税人和非纳税人的死亡人数，并发表了一篇有名的论文。查宾检视了死亡率的差异，这些差异体现在心脏和呼吸系统疾病方面，但不体现在微生物疾病方面。感染在极度贫困人群和其他人群中平均分布。

但是，到了 20 世纪和 21 世纪，社会与健康之间的关系发生了巨大的变化，可能出于两个主要原因：一方面，社会变得更加复杂；另一方面，健康问题变得多样化。维勒梅、魏尔肖和其他许多学者的研究主要集中在贫困与健康之间的关系，或者更确切地说是贫困与死亡率之间的关系。这些社会流行病学的研究工作极具开创

---

① Charles V. Chapin, et al., "Deaths among Taxpayers and Non-taxpayers Income Tax, Providence, 1865", *American Journal of Public Health*, 1924.

性，它们推动了埃德温·查德威克领导的英国公共卫生运动，这也是第一次公共卫生革命。但19世纪的欧洲大城市与当今城市有着天壤之别。收入或财富的不平等当时已经存在，人口可以更容易被分为两类：占多数的穷人和其他人。此外，导致死亡的主要原因不多，19世纪人口的预期寿命几乎是20世纪工业化国家人口预期寿命的一半。19世纪，疾病少，生病的可能性也小。当时，人类的总体健康状况较差，但疾病的数量有限，而这些疾病本身是由相对较少的原因引起的。总之，早期社会流行病学的方法论欠缺并且技术薄弱，这凸显了先驱们的价值，但当时的情况研究起来的确更容易。

社会流行病学在20世纪90年代被视为一门科学。它研究社会决定因素对人口，特别是对人口健康的影响。研究人员经常解释说，社会流行病学感兴趣的是健康状况不良和疾病的"原因的原因"（根本原因）。社会决定因素往往以健康的4个经典决定因素为介质对健康产生间接影响。健康的4个经典决定因素是生物学、环境、行为和医学。社会决定因素在这4个层面发挥作用，同时借此提升了其重要性。今天，社会决定因素与健康之间的关系过于复杂，正是因为它们往往是间接的。它们所涉及的并非单一原因，而是因素之间错综复杂的因果网络。这种间接性和复杂性使得社会决定因素不像其他因素那么明显，导致了研究人员对它们的否认或忽视。这无疑解释了为什么几十年来许多国家的注意力集中在下游的决定因素而不是上游的决定因素，即更多集中在个人因素而不是社会因素，而这正是社会流行病学研究人员极力反对的。工业社会可能因为过于关注直接的决定因素，而忽视了健康状况不良和疾病的根本原因。

社会流行病学首先是一门观察科学，这就提出了一个问题，即它是否有能力为它所发现的关联建立因果关系。正如波士顿大学公共卫生学院院长、流行病学家桑德罗·加利亚（Sandro Galea）所写："社会流行病学与正式的因果推导方法之间维系着艰难的关系。"[1] 这门科学必须应对两个特别的挑战。第一，事件链是复杂的。它们不适用于实验，更不适用于医学黄金准则的随机实验[2]。两个事件之间的每一个联结都存在混淆因素的风险，这可能会导致分析的偏差，令结果无效。即使研究人员必须进行社会实验，他们也只能通过很小范围的实验获得少量信息。第二，社会流行病事件的延续时间往往很长甚至极长。社会决定因素很早就产生了影响，这些影响有时渗透到生活的方方面面。研究人员不能在如此长的时间内跟踪人口。即使有人做了这种研究，与不断变化的世界及社会决定因素相比，他们得到的所有结果也是严重滞后的。

今天，社会流行病学的研究人员有能力研究大量社会决定因素，其中一些在研究中出现的频率比其他的更高：收入和教育水平可能是出现频率最高、被分析最多的社会决定因素，其次是社区环境、工作环境和种族或民族对健康的影响。收入与健康，或教育水平与健康之间的关系，已经有了充分的研究记录。其影响巨大。

我们可以根据收入和教育水平预测健康状况，但收入和教育水平对健康状况的影响机制是多样的。以教育水平为例，至少有三种影响机制推动受教育程度最高的人健康水平上升。第一，学习提高知识和技能的总体水平，帮助人们养成更多有利于健康的

---

① Sandro Galea, et al., "Win-win: Reconciling Social Epidemiology and Causal Inference", *American Journal of Epidemiology*, 2019.

② 随机实验是指研究人员通过随机分组，对不同组实施不同的疗法或医学干预并进行比较。随机分布在统计上是均匀的，这一事实保证了不同组之间的可比性。这是在组间结果不同的情况下得出治疗优越性结论的最佳方法。

行为习惯。第二，教育帮助人们获得更好的工作和更高的收入。第三，这一切都交织在一起，为这些受教育程度最高的人提供更好的工作环境、更好的经济条件、更舒适的住房、更多可触达的医疗资源。第三种机制实际上是一系列的影响机制，涉及心理生物学过程，包含自我控制、对地位的感知和对社交关系网的感知。平均而言，受教育程度越高的人，越容易通过心理生物学过程实现自我保护。他们更容易应对压力，也更不容易受到危险行为的影响。他们对自己和人性更有信心。这些优势对他们的健康都有积极的影响。

社区也是一个被证明的社会决定因素，影响机制多种多样。社区特征包括物理环境——空气、水、住房以及社会环境。破败的社区增加了意外暴力或故意暴力的风险。这类社区往往与较低水平的社会服务（如教育、交通、医疗保健）水平联系在一起。居民健康还受到社会关系的影响，居民信任度高的社区谋杀率较低。社区特征有时甚至可以独立于居民的个体特征，帮助研究人员对社会居民的健康做出预测。

社会决定因素对人口健康施加影响的时效是不确定的。有些影响很快就显现出来，其作用机制可能是直接的，如铅中毒或空气污染造成健康问题，也可能是间接的，如接触暴力或酒精导致的疾病或死亡。还有些社会生活中的事件会间接导致健康问题，如睡眠质量降低。不过，社会决定因素的影响与健康表现之间的延迟通常会很长，在这种情况下，影响很可能是间接的。许多作用于居民行为的影响便是如此，比如，街区杂货店的分布情况影响着居民的吸烟频率，社区商店缺乏高质量食品导致居民饮食质量不佳、食物摄取过量。最后，一些社会决定因素对人口健康施加着长期且直接的影响。慢性压力就是一个例子。加里·W.伊文思（Gary W. Evans）

和米歇尔·A. 尚贝格（Michelle A. Schamberg）发现，人在童年时期生活的贫困状态持续时间越长，成年后表现出来的认知功能问题就越多。贫困生活之所以会对儿童认知功能的形成产生影响，不仅因为物质匮乏带来营养和卫生问题，还可能因为贫困家庭的儿童承受慢性压力。[①]

一些研究人员提出了"时机效应"（timing）这个概念。社会决定因素对健康的影响不仅是长期累积的结果，而且与人们生命中的不同时期相联系。有的时期异常脆弱，如被确定为高风险期的幼儿期。许多研究还表明，儿童时期的负面社会决定因素可能对健康造成不可逆的影响。生命早期的恶劣条件会影响器官的发育，这几乎可以理解为在身体中嵌入了衰弱或疾病的"程序"。儿童的机体仿佛有一种"记忆机制"，能将社会逆境转化为糟糕的成人健康状况。

与收入一样，社会决定因素与人口健康之间往往存在梯度关系。社会资本和健康水平似乎是并行发展的，通常情况下，它们之间的梯度关系不存在阈值，是一个连续体。这表明，社会决定因素对健康的影响遵循生物学家所说的剂量-效应关系。社会群体的社会资本越高，人的健康状况越好，预期寿命就越长。社会决定因素与健康水平之间的联系是如此紧密，以至于英国流行病学家迈克尔·马尔莫特（Michael Marmot）说："健康不平等的程度是社会和经济不平等对人们生活影响的指标。"

现有研究结果显示，在大多数情况下，社会逆境对人口健康的影响是巨大的。即使在医疗保险几乎自动免费提供给居民的国家，健康水平的差异也与社会资本的差异相呼应。即便不存在触达问

---

① Gary W. Evans, Michelle A. Schamberg, "Childhood Poverty, Chronic Stress, and Adult Working Memory", *Proceedings of the National Academy of Sciences*, 2009.

题，社会弱势群体对保健系统的使用也较少。误诊或延误治疗更经常地发生于社会弱势群体，其接受的治疗质量也不够高。人口健康的社会决定因素如此重要，以至于一些学者认为，研究它们将与研究广义基因组测序一样有益，其意义甚至会超越后者的意义。在一篇著名的研究报告中，麦克吉尼斯（McGinnis）和福奇（Foege）估计，20 世纪 90 年代美国一半死亡人口的死因或多或少由行为因素导致。后来，杰玛尔（Jemal）及其合著者更准确地估计，美国一半死亡人口的死因与教育水平较低有关。桑德罗·加利亚指出，从数据上来看，在美国，与种族隔离相关的死亡率和与中风相关的死亡率相当，低教育水平对预期寿命的影响与心肌梗死对预期寿命的影响接近，低社会福利与肺癌造成的社会医疗负担差不多。

社会流行病学的局限性

关于社会决定因素对人口健康影响的精确机制的信息非常零散。我们对导致社会弱势群体患上更多疾病的确切过程同样知之甚少。

虽然社会决定因素对人口健康的很多负面影响几乎是系统性的，但我们依然可以通过提高相对社会资本来减少这些负面影响。比如，收入和受教育水平对西班牙裔美国移民（通常被称为拉丁裔）的影响似乎没有那么显著。社区成员的凝聚力或某些文化模式可能会减轻社会逆境的影响。在同一人群中，社会决定因素可能会提高健康水平，也可能会使之下降。因此，在无法减少社会决定因素负面影响的情况下，最终结果可能比预期的更糟糕。一些研究还表明，不仅客观的社会决定因素很重要，主观因素也很重要。影响某个社会群体健康的不一定是收入或受教育的绝对水平，也可能是这个群体对自己地位的看法或由此形成的预期。经济不安全意味着穷人或经济条件不稳定的人不会花时间做任何规划。当社会环境让人们无法展望未来时，人们就不会对自己的行为进行投资，因为他们负担不起保持健康或提高收入水平所需投入的成本。同样，压力对健康来说固然是重要的影响因素，但每个人应对压力的能力也非常重要，应对压力的能力也取决于个人的主观性。

一些学者提出的论点倾向于淡化社会决定因素的影响。比如，他们提到收入与健康之间可能存在反向因果关系。人们最初认为健康状况不佳阻碍了人们获得高收入。这种情况确实发生了，而且这种观点没有错，但它无法解释观察到的收入水平与人口健康之间的所有关联。此外，准实验型研究和纵向研究清楚地表明，低收入先于健康状况不佳出现，这说明反向因果关系并不是系统性的。低收入水平和低健康水平之间的相互性（la réciprocité）是存在的，但并不对称。低健康水平损害社会资本，但社会资本对人口健康的影响更大。当涉及教育水平时，反向因果关系的观点更加不堪一击，因为与收入水平不同，教育水平不是变量。

围绕人口健康的社会决定因素，学者们遇到许多无解的问题，其中之一是社会决定因素发生作用的时间。社会决定因素或许一直存在，但并非无所不在。大多数人类健康的历史研究者在研究地区发现了健康方面的社会差异，但并非所有地区都存在这种差异。瑞典隆德大学的学者汤米·本特森（Tommy Bengtsson）向我们展示了瑞典的情况。他最近的研究实现了对 200 多年来（1813～2015年）按照社会阶层划分的人口死亡率的估算。① 分析结果非常清

---

① 这些数据来自一个记录居民生活的数据库。在这项工作中，数据并不覆盖整个国家，但可能具有代表性。它们非常精确，与大多数人口学研究数据尤为不同的是，它们包含关于个人迁移的信息。

晰：瑞典人口死亡率的社会梯度是最近才出现的。① 直到 1950 年，女性死亡率才表现出与社会阶层的联系，男性死亡率则到 1970 年才显现与社会阶层的联系。本特森强调，这些发现与瑞典国内其他数据分析一致，这加强了它们的合理性。本特森认为，从 1920 年到社会梯度出现时，不同社会阶层人口之间的死亡率差异很小。从这个角度来看，那时的社会可能比当今社会更平等。我们回溯 19 世纪初的瑞典人口死亡率情况时，本森特的数据显示了一条 U 形曲线：那些受到社会最残酷对待的人的死亡率高于享受中等生活水平的人的死亡率。但是上层阶级，尤其是其中的男性，死亡率同样居高不下。瑞典的其他研究论文也描述了这种 U 形曲线。本特森解释说，由于对食品价格敏感，最贫穷的社会阶层的健康状况更差，这种状况一直持续到 1865 年。相反，上层阶级健康状况可能与暴饮暴食有关。另外，本特森认为瑞典当下的社会梯度并不能直接说明社会各阶层人口的死亡率差异。令人惊讶的是，在瑞典建设福利国家、向公民提供广泛的社会保护和全面医疗保险的同时，死亡率反而体现出社会差异。

另一个更复杂的开放性问题涉及社会决定因素的形成和发展过程。我们对社会决定因素的发展轨迹知之甚少。尤其是，我们无法确定健康的社会梯度是否有变化的趋势。早期的研究，如维勒梅和恩格斯的研究，证实了死亡率的社会差异，但他们的研究是横向的，产生的信息只在特定时间有效。这些研究还指出，死亡率的社会差异是静态而不是动态的，它们不随个人更不随人口数量变化而变化。

---

① Tommy Bengtsson, et al., "When Did the Health Gradient Emerge? Social Class and Adult Mortality in Southern Sweden, 1813-2015", *Demography*, 2020.

我们目前尚不清楚过去的人口死亡率梯度（缺乏信息导致我们无法对其他指标进行研究）与今天的相比，是更大还是更小。平均而言，农业社会的社会差异被认为比工业社会的社会差异小。在微生物疾病方面，农业社会的成员可能更加平等，因为所有前工业化社会的人类都同样容易受感染。此外，在农业社会，如果一种药是无效的，那么它对每个人都无效。社会优势在当时并不意味着医疗特权。然而，我们对工业化本身对健康的社会梯度的影响了解甚少。虽然工业化转型的初始阶段对人的健康产生了净负面影响，但我们不清楚它是否也加剧了死亡率方面的社会差异。

汤米·本特森的研究又一次帮助了我们。根据他收集和评论的几项研究，工业化并没有导致死亡率的社会差异加剧。他的研究涉及大城市、小城镇和农村地区。这些研究覆盖数个国家，如瑞士、荷兰、意大利和美国，他分析了作为社会地位函数的人口死亡率的差异，这些差异有时很可观，但并不取决于相应国家和地区的工业化转型情况。人口死亡率的差异可能存在于当地工业化之前，也可能出现在工业化之后。本特森的这些研究并没有推断社会差异受到了工业化转型的影响。工业化转型是艰难的，但这种艰难的状况涉及所有人，所以工业化转型并不是特别不平等。

第十三章

全球人口死亡的第一原因：慢性疾病

> 虽然污染是任何生产活动都无法避免的，并且水、空气和土壤的退化始终伴随人类社会，但是这些现象的规模还是随工业时代的到来而改变了。
>
> 弗朗索瓦·雅里热（François Jarrige）
>
> 和托马斯·勒鲁（Thomas Le Roux）
>
> 《世界的污染》，2017 年

20 世纪下半叶，人口健康状况的改善和预期寿命的增加更加引人注目，因为它们是在下拉力量作用下发生的。从心血管疾病和癌症开始，一些因素试图减少人类寿命或令它不再延长，但人类健康状况依然得到了改善，寿命呈线性增加。微生物风险在人类历史甚至在整个演化过程中，一直是健康的制约因素。这种风险被大规模降低之后，两种新风险（行为风险和环境风险）在工业化国家以前所未有的规模发展起来。

为了获取资源，工业人口改变了他们的生活方式和环境，导致健康受损。这些新风险的主要产物是一个庞大的异质性群体——慢性疾病。英国人使用了一个语义上不同但含义相同的术语，他们称之为"非传染性疾病"。这个术语在某种程度上是不恰当的，因为很多慢性疾病特别是一些癌症[①]是由微生物引起的，很容易在人与

[①] 如肝癌和宫颈癌。

人之间传播。

慢性疾病现在是人类死亡的最主要原因，约占死亡人数的2/3，也是造成残疾的最主要原因。它们定义了阿卜杜勒·R. 奥姆兰（Abdel R. Omran）于1971年描述的流行病学上的转变，即微生物疾病被"人造退化性疾病"取代。①

四种行为风险：吸烟、酗酒、缺乏运动和不良饮食习惯

简单来说，四种最常见的行为风险因素与四组主要的慢性疾病有关。吸烟、酗酒、缺乏运动和不良饮食习惯是造成心血管疾病、癌症、呼吸系统疾病和糖尿病的主要原因。这四类疾病的致死人数占全世界慢性疾病死亡人数的80%。这些死亡大多发生在低收入和中等收入国家。

很多人认为，在工业化程度低、经济条件差的国家，人口死亡就像在18~19世纪西方国家那样，主要由微生物感染引起，但慢性疾病在这些国家的严重程度出乎人们的意料。流行病学家谈到了双重负担。中低收入国家成功降低了微生物风险，但远未摆脱这种风险，现在又开始承担新风险。这些国家模仿富裕国家的生活方式，同时把那里的疾病带入本国。彼时中低收入国家对这些被比喻成全球大流行的慢性疾病缺少必要的认识，因为当时本地人口死亡大多由其他原因导致。

还有其他一些慢性疾病并不总被划分到参考类目中。这些疾病

---

① Abdel R. Omran, "The Epidemiologic Transition. A Theory of the Epidemiology of Population Change", *The Milbank Memorial Fund Quarterly*, 1971.

包括精神疾病和行为疾病。它们的影响范围不断扩大，并且其影响将持续增强。精神疾病是心理问题所致，抑郁症和焦虑症是最常见的精神疾病，其次是精神分裂症（1%的欧洲人口患精神分裂症）和双相情感障碍。行为疾病包括合法或非法药物滥用和家庭暴力。精神疾病和行为疾病与其他慢性疾病相互干扰，导致双方向的恶化。患有精神分裂症的人更有可能罹患肥胖症、糖尿病和心血管疾病。药品的副作用也是影响因素之一。这使医疗体系变得更加复杂，而且往往无法令人满意。这也说明工业化国家疾病的一个典型特征：慢性疾病有很多种。人们很容易同时患上四到五种疾病。这种情况有一个名称：共病。

最后一类表现为身体疼痛的慢性疾病带来的重负可能被低估了。这些疾病在几乎所有工业国家都在增多。我们稍后将看到，它们在一定程度上解释了最近在美国观察到的高死亡率。下背部或腰部的疼痛以及颈部疼痛都属于这一类。骨关节疾病，如骨关节炎和风湿病，也属于这类慢性疾病。针对这些疾病耗费的人力和经济代价是巨大的。在美国，治疗背痛目前是卫生健康支出的第三大支出项，每年总计 880 亿美元。[1] 在近 20 年里，它也是治疗成本增长幅度最大的疾病。

通过改变行为缓解慢性疾病

慢性疾病的预防和管理显然被认为是一项重大的全球公共卫生挑战。针对这一挑战的公共卫生措施效果好坏参半。许多观察家认

---

[1]　Joseph L. Dieleman, et al., "US Spending on Personal Health Care and Public Health, 1996-2013", *Journal of the American Medical Association*, 2016.

为，政府应该实施更多措施，以避免慢性疾病或至少推迟它们的发作时间。一个执行起来十分棘手的解决方案涉及经济层面。慢性疾病与经济之间存在相互关系，导致慢性疾病增加的因素源于我们当前经济的运作方式及由其决定的生活方式。20 世纪下半叶各国的发展降低了人口的自然流动性，同时增加了人口的非自然饮食。运动量减少和不当饮食导致了许多慢性疾病。

反过来，慢性疾病对经济造成巨大的直接和间接影响。通过吞噬医疗费和损害人的活动能力，它们造成了沉重的社会成本。但它们源于一些经济部门，比如食品加工业和运输业，这些部门在引发慢性疾病的同时发展得如此之好，以至于任何相关干预都会重新引起关于失业风险的争议。

减轻慢性疾病负担的一种方法是改善工业国家人口饮食状况。这些国家可以改变产品价格，以打破不健康食品的供求平衡。今天，几乎所有加工食品对健康的影响都没有反映在它们过低的价格中。经济学家习惯于将其视为一个可以通过税收来解决的市场失灵问题。但根据普遍认知，这些产品的需求方往往对价格变化不太敏感。即使价格上涨，人们仍会继续购买他们已经习惯消费的食物。现有数据显示，不被鼓励消费的食物只有在价格大幅提高时，才有可能劝退消费者，但很少有政府敢加征这样的税。

减轻慢性疾病负担的另一个方法是实施非财政性激励措施。这些激励措施通常包括传播信息以说服人们改变有害行为。然而，剑桥大学心理学教授特蕾莎·马尔托（Theresa Marteau）解释说，这些措施几乎没有效果，它们反映了一种对人类行为的错误认识。[1]

----

[1]　Theresa Marteau, et al., "Changing Human Behavior to Prevent Disease: The Importance of Targeting Automatic Processes", *Science*, 2012.

在马尔托看来，我们的行为大多不是自省性的，也就是说，并非基于由我们行为后果导致的深思熟虑。相反，我们的大多数行为是基于自动机制。这种自动行为是由我们身边环境的信号引发的，并非源自有意识的思考。

在日常生活中，人类有两类交替出现的行为：自省性行为和自动行为。我们受益于这两种行为各自的优势，忍受它们的不足。一方面，自省性行为是理性和灵活的，它根据预期目标做出调整。这些都是它的优势。另一方面，它是低效的，因为它必须占用我们的宝贵时间。自动行为发生得很快，降低了认知努力，但它不灵活，有时会产生我们根本不想要的后果。特蕾莎·马尔托承认，这种区分在一定程度上过于简单化了，我们的行为往往是两类行为的复杂组合。此外，在健康问题上，这两种行为经常发生冲突，反思促使我们避免某些自动行为。与此同时，马尔托支持那些侧重于针对我们的环境或反应的自动行为的公共措施。如她所建议的，在食堂或社区中降低反健康产品的可获得性，同时增加健康产品的供应，将有助于改善环境。另一个可同时实施的策略是大幅减少对健康不利的产品的广告。相反，以具有诱惑力的方式包装健康产品是刺激消费的有效方法，特别是对儿童和青少年。马尔托指出，关注自动行为而不是认知，可以减少社会不平等的影响，因为这些不平等与读写能力和计算能力的缺陷相关。

新的环境风险

除行为风险外，20 世纪下半叶的另一个主要风险是环境风险。人类对环境的破坏并不是什么新鲜事，但第二次世界大战后的经济和人口发展促使人类以前所未有的规模和速度改变周围环境。随着人类与环境之间的相互影响日益增强，环境变化对健康的冲击很快就显现出来。

在近两个世纪里，工业化已经把一个自然而严酷的环境变成了一个部分清除了微生物却更加脆弱的环境。这个新环境表现出一种有别于从前的攻击性。新的环境风险已经成倍增加，但至今仍未得到充分认识。

污染显然是当今全球最大的环境风险，具有最强的负面影响。污染物是指我们通过活动转移到环境中的任何可能损害健康或生态系统的东西。污染当然不是近几年才出现的。在工业化转型之前，世界就已经被污染了。这个词也早就存在，但含义与现在不同，指的是"农村的道德不洁和腐败"①。弗朗索瓦·雅里热和托马斯·勒鲁解释说，"污染"一词直到 19 世纪末才有了现在的含义。② 工业化造成了污染。上文提到了工业化对工人及其子女的健康造成的损害。其中一些风险通过对策得到了缓解，但污染从未消失。

第二次世界大战后，污染的性质和规模发生了变化。污染的全球化加速了。污染是人类活动的产物，它是复杂的、非静态的。它会随时间的推移而变化，而且在地理上是异质的。通过检视 2021 年的世界污染地图，我们大致将其区分为传统污染和现代污染。传统污染即室内污染，是发生在住宅建筑或居所中的污染。人们使用低效的方法及燃料组合来取暖和制作食物，造成了有毒的烟雾，令室内空气受到污染。水源不洁或卫生条件差，则会造成水污染，令饮用水变得不能直接喝。这种长期

---

① Mark Peplow, "Can the History of Pollution Shape a Better Future?", *Nature*, 2020.
② François Jarrige, Thomas Le Roux, *La Contamination du monde, Une histoire des pollutions à l'âge industriel*, Seuil, 2017.

存在的室内污染几乎只发生在低收入国家，其导致的疾病是呼吸系统疾病和腹泻。它对健康的影响主要体现在婴儿、青少年和孕产妇的死亡率上。得益于经济发展，自 20 世纪末以来，大多数相关国家的传统污染持续稳步下降。据估计，1990～2015 年，这一比例下降了约 40%。

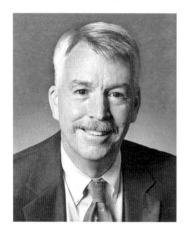

图 13-1　菲利普·兰德里根

现代污染主要指环境污染，即室外污染。它通常与交通和工业有关。燃料燃烧大约造成 85% 的空气污染。[①] 污染物涉及细颗粒物和臭氧。但现代污染也包括化学物质（下文将对此进行讨论）甚至某些形式的辐射。与传统污染相反，现代污染总量正在增加。波士顿儿科医生、反污染活动家菲利普·兰德里根（Philip Landrigan）在评论室内污染下降和室外污染（或化学污染）上升的交叉曲线时，提到了"环境风险的转变"。事实上，现代污染的动态表现出不同的趋势，我们很难概括它。简单来说，全球范围内的环境污染总量正在增加。它在曾经饱受现代污染的工业化国家有所下降，在其他地方则持续上升。现代污染增加的国家尚未达到与发达国家相同的富裕程度。

立法在很大程度上帮助工业化国家减少了环境污染。在美国，1970 年发布的《清洁空气法案》（Clean Air Act）是美国环境污染治理的一个转折点。该法案授权环境保护署（Environmental

---

① 这也是当前气候变化的一个主要原因。

Protection Agency，EPA）制定空气质量标准。室内污染损伤肺和肠道，环境污染则为慢性病提供温床。环境污染已经严重影响了工业化国家，现在正在影响其他国家。

5%的死亡与污染有关

几个科学小组一直在努力量化污染情况及其影响。研究人员的估算具有趋同性，数据令人生畏。所有形式的污染加在一起，每年导致全世界多达 900 万人过早死亡。相比之下，每年有 500 万~600 万人死于吸烟。大部分污染致死情况发生在低收入和中等收入国家，污染致死率约占全部死亡的 90%。这些死亡中有一半是室内污染造成的，另一半则由环境污染造成。大约 90% 的人暴露在毒性超过世界卫生组织确定的有害阈值的空气中。据估算，约 1/3 的心血管疾病死亡、15% 的肺癌死亡和超过 10% 的慢性呼吸系统疾病特别是慢性阻塞性肺病的死亡是由空气污染直接导致的。总体而言，据全球疾病负担研究组（Global Burden of Disease Study）估计，2017 年，每 20 例死亡中就有 1 例与室外空气中的细颗粒物污染有关，即这种污染导致约 300 万人死亡。

与污染有关的年均总死亡人数大约是每年死于艾滋病、疟疾和结核病的总人数的 3 倍，总计 300 万人。包括菲利普·兰德里根在内的许多观察家指出，与上述疾病相比，污染受到的关注低得不成比例。没有足够有影响力的捐助者或组织来筹集资金和游说反对污染。

污染除了致人死亡，还致人残疾。全球疾病负担研究组估计，污染每年产生 2.5 亿~3.5 亿失能调整寿命年（Disability-Adjusted Life Years，DALY），即根据残疾负担调整后的健康生命损失年数，

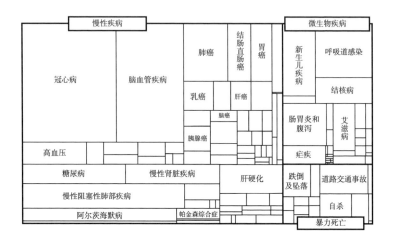

图 13-2 2019 年按死因绘制的全球死亡率示意图

注：死亡原因分为三大类：慢性疾病、微生物疾病和暴力死亡。方格的大小
与死亡人数成正比。自 1990 年以来，死亡人数增长最多的微生物疾病是艾滋病；
死亡率增长最快的慢性疾病是阿尔茨海默病，这是人口老龄化导致的。在暴力死
亡中，增长速度最快的原因是跌倒及坠落，这可能也与人口普遍老龄化有关。

资料来源：Global Burden of Disease/IHME。

这个数字巨大到几乎无法让人理解。污染是仅次于吸烟的第二大慢
性疾病风险因素。在一些地区比如东南亚，人们吸烟较少但污染更
严重，污染由此排到了第一位。

化学及其无形的污染

化学污染有点不同。除了室内污染和环境污染，还有第三种污
染。这种污染更晚出现，人们缺乏对它的认识，这加剧了它的破坏
性。人们既看不见也感觉不到它，这使它区别于大多数其他污染，
并降低了人们对它的怀疑和感知。这是费米悖论的另一个版本，即

使没有人看到它，它仍然到处都是。

化学品在我们的环境中无处不在。我们所有人都暴露在化学物质的环境中，甚至被化学物质浸透了。大多数化学品未进行过毒性测试。它们进入我们的家，跟着我们去工作，和我们一起去度假。几乎所有工业部门都生产或使用化学品，包括用于制造业或农业的产品（比如黏合剂、染料、油漆和包装物）。化学污染是极其多样化和异质性的。成千上万种化学品通过皮肤、呼吸道或口腔进入人体。它们存在于我们每个人的血液和尿液中，也存在于新生儿的脐带和母乳中。化学品的产量以每年 3% 的速度增长，这意味着它们的数量在 25 年里翻了一番。

一旦出现监管要求，化学品制造商总是会提醒我们，正确使用的化学品可能有益于公共健康，比如减少微生物风险。但事实证明，许多化学品是产生新风险的罪魁祸首，这些风险既非有意为之，也不是意料之中的。化学污染最初只存在于工业化国家，现在也在向低收入和中等收入国家扩散。

针对化学污染的管制非常松懈。据估计，在合法销售的化学品中，只有不到 20% 经过了对人类健康影响的测试，其他化学品则缺乏有效信息。只有它们被广泛使用之后，才会显露出往往无法弥补的严重问题，这些问题可能会影响几代人。化学污染对人类健康的影响方式不像细菌传染而更像基因遗传，它通常可以像某种遗传信息那样，通过母体传给孩子，甚至传给孙辈。

人们对单个化学品的影响知之甚少，对混合化学品的影响了解得更少。然而，工业化国家居民长期暴露于大量复杂的混合化学品。化学品的联合暴露是 21 世纪的特征。我们绝不接受任何一种监管如此宽松的药品，更何况大多数药品的使用范围要小得多，并且受到更严格的控制。农药和杀虫剂只是人们在日常生活中可能接触到的化学品中的一类，它们经过了些许测试。但其他化学品则完全没有或很少经过测试。这些没有经过测试的化学品广泛用于包装、标签、清洁剂和美妆产品。当它们被批准生产时，没人知道它们对人体有什么毒性。

据我们所知，化学污染不会像其他形式的污染那样导致相同的慢性疾病，也不会同时影响所有人。化学污染更易影响年轻人。它对婴幼儿不利，以大脑为目标。更具体地说，化学物质会干扰人体发育过程。

由于成年人处于几乎稳定的状态，他们对化学物质不太敏感。儿童则非常脆弱。一方面，儿童接触更多的污染物，因为他们饮用液体更多，呼吸频率更高，保护自己的能力更弱。另一方面，他们在生物学上非常敏感，因为他们一直在生长。儿童的发育是持续的，从胚胎到胎儿，从婴孩到儿童，无数极其微妙的过程推动着个体成长和发育。他们的身体是由基因"程序"精心"书写"的，发展过程中的任何改变都可能对最终结果产生负面影响。化学物质可以破坏这种"程序"，引起身体的解剖学变化和功能性变化。可悲的是，不需要太多化学品，即便是非常小剂量的化学物质也足以攻击这些低龄人群。解剖学的变化从本质上来讲是不可更改的，功能性变化通常也不可逆。

新出现的化学物质包含除草剂、杀虫剂（如新烟碱）、药剂残留或内分泌干扰物。它们会导致婴儿出生时颅骨周长缩短、发育迟缓和智商下降。化学物质也会增加人患注意缺陷与多动障碍的风险。①

---

① 更具体地说，这里谈论的是与注意力缺陷相关的行为障碍，患者有可能表现出过动症状，但也可能不表现。

化学污染还会损害智力[1]、学习能力、创造力，影响儿童及其父母的健康和生活。但这些损害几乎不引人注意，它们不具有特异性，可以在没有化学反应的情况下发生。它们很难检测和量化，且无症状，所以难以被察觉。化学污染造成的影响通常表现为"负面"迹象，即缺乏某些东西。然而，注意到缺失比注意到异常困难得多。菲利普·兰德里根谈到了无症状效应。因此，我们很难证明上文提到的损害是由化学品造成的。

在商品上市前评估资料缺失的情况下，研究人员必须进行流行病学分析——所谓的"生态"研究——分析几个世纪以来的趋势。正是通过测量几十年来大规模的人口变化数据，研究人员得到了可以被认为是化学反应结果的线索。但化学物质影响的非特异性引出了另一个问题，即可归责性，这是环境流行病学的一个典型问题。在缺乏特异性的情况下，所有人都可以质疑某种影响是否由某种物质引起，无论这种质疑是善意的还是恶意的。想要证明一种药剂与一种现象之间的因果关系，单一研究或单一类型的研究远远不够。实验室进行的仪器实验和动物研究同样有助于证实某些化学物质与其神经学后果之间的联系。

化学污染的另一个次要影响关系到生殖器官和生殖。邻苯二甲酸盐是一组用作增塑剂的化学物质。更具体地说，它使塑料更柔韧、更结实。它存在于塑料薄膜、地板覆盖物、化妆品、玩具、淋浴软管、清漆甚至医疗设备中。邻苯二甲酸盐有可能缩短小男孩肛门到生殖器之间的距离，这被认为是一种女性化的标志。

---

[1] 一项国际研究估计，仅因接触有机磷杀虫剂，欧洲儿童的智商就平均下降2.5分。（Martine Bellanger, et al., "Neurobehavioral Deficits, Diseases, and Associated Costs of Exposure to Endocrine-Disrupting Chemicals in the European Union", *The Journal of Clinical Endocrinology and Metabolism*, 2015.）

环境风险对全球人类健康的总体影响是什么？世界卫生组织的研究人员试图估算这种影响。2002 年他们系统地研究了 133 种最常见的疾病。[1] 对每一种疾病，他们都尝试弄清楚它是否以及在多大程度上可归因于环境风险。研究人员发现，在这 133 种疾病中，有 101 种与环境破坏存在明显关系。与环境风险的因果关系因疾病而异，但很少是与环境无关的。在比较 DALY 时，研究人员发现超过 40% 的中风和 35% 的心肌梗死可归因于环境风险。其余两种导致中风和心肌梗死的主要风险是微生物风险和/或行为风险。1/5 的癌症与环境风险有关。对于呼吸系统感染和慢性阻塞性肺病，这一比例超过 1/3。研究人员估计，超过 10% 的抑郁症由环境因素导致。总体来说，全球 23% 的死亡和 22% 的 DALY 是由环境因素造成的。

与世界卫生组织 2002 年的量化研究相比，环境因素在全球人类健康恶化中的重要性有所提升，其重要性提升的原因有三：第一，全球疾病格局现在由慢性病主导。人口增长和老龄化增加了环境易感人群的数量；第二，环境决定因素的证据越来越多；第三，这些决定因素，特别是污染，所占的比重有所增加。2021 年 2 月，国际癌症研究中心宣布，乳腺癌首次超过肺癌成为世界第一大癌症。与此同时，世界第一大癌症也不再是一种几乎完全与特定行为有关的疾病，而是一种与环境密切相关的癌症。

我们必须记住，这些研究与大多数其他研究一样，所揭示的结果无疑比真相低一两级。它们几乎总会低估影响的规模。一方面，这些研究只针对有限数量的风险因素——它们不可能研究所有的风

---

① Annette Prüss‐Ustün, et al., "Diseases Due to Unhealthy Environments: An Updated Estimate of the Global Burden of Disease Attributable to Environmental Determinants of Health", *Journal of Public Health*, 2017.

险因素。另一方面，可研究的关于风险因素的数据不完整，相关知识更是十分匮乏。但这些不完美的评估总比没有评估好。如果没有评估结果摆在眼前，人们就可以否认问题。

我们应该重视监管问题。确定某一特定产品的环境风险所要求的证据水平过高。在多数情况下，企业家不会被要求提供安全性证据。于是，大量新产品不断涌现，我们对其毒性了解得太晚，并且付出惨痛代价。直接要求企业提供安全性证据的政策，将能更好地减少环境风险。

第四部分

21世纪人类健康状况的倒退

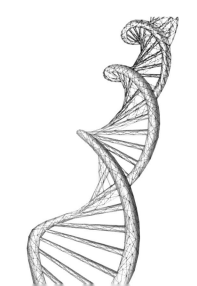

第十四章

人类健康状况的倒退

如果此前的肥胖趋势继续下去，肥胖对美国人口健康的负面影响将超越减少吸烟带来的正面影响。肥胖的持续增长一旦失控，可能会削弱自 20 世纪初以来观察到的健康状况的持续改善的模式。

大卫·卡特勒（David Cutler），
《新英格兰医学杂志》，2009 年

行为风险与环境风险导致残障、疾病和死亡。它们降低人类的生活质量，缩短寿命，或者往往两者兼而有之。但是目前，它们依然没能阻止人类总体寿命一次又一次地延长。这是为什么？我们只能从数学中寻找答案。

首先，人类延长的寿命并没有被行为风险缩短的寿命完全抵消。寿命得到延长的人数要比寿命缩短的人数更多，寿命延长的时间也比缩短的时间更长。其次，不是所有人都热爱生活，但绝大多数人不想死。这就是为什么人们即使生病，也总会努力生活。其结果是，工业人口针对慢性疾病的治疗多于预防。治疗很少能实现痊愈，更多是设法缓解症状或控制疾病。治疗炎症性疾病的药并不能使疾病消失，而是在有限的时间内部分或完全消除症状，直到再次复发，而炎症性疾病的复发通常被其他药遏制。

治疗糖尿病的药物有助于将血糖水平维持在可接受的范围内，从而延迟或降低并发症的风险。在许多情况下，甚至癌症也倾向于发展为一种慢性疾病，癌症患者需要面对的是周期性的"缓解－复发"过程。持续的治疗创新提供了技术手段，以对抗疾病的影响或推迟其并发症的出现。

正如我们所看到的，越来越多的资源被分配用于继续照顾患者，并定期更新标准。20世纪80年代甚至90年代，一个需要重度护理的80岁患者，无论其病情如何，可能仅仅因为他的年龄就会被拒绝抢救。今天，年龄几乎不再是标准，救生医师评估的是患者的生理年龄，这更多地说明了预期寿命和重症监护的相关性。

在工业社会，人们几乎从未停止尝试治疗疾病。只要病人还有一口气，即使非常年长，也几乎没人决定停止治疗他。这里包含一种"自动延长"的逻辑。随着人类预期寿命的延长，老年人的预期寿命也在同时延长。2019年，在法国，人在80岁时的平均预期寿命约为10年，[①] 女性的预期寿命略长，男性的预期寿命略短。这10年的寿命证明了对任何疾病的治疗都是合理的。10年的预期寿命为老年患者的治疗提供了一个强有力的道德理由。通过对刚刚步入80岁这个年龄段的人进行正常的治疗，他们可以活得更久，并且他们的预期寿命将得到维持甚至延长。

美国人预期寿命的下降

然而，这种对死亡的抵抗已经达到了极限。一些国家的人口健

---

① 能活到80岁的法国居民的预期寿命为90岁。——译者注

康状况恶化，这最终影响到最后一个指标——预期寿命，后者曾错误地让许多观察家感到放心。至少有两个国家——美国和英国——的卫生系统功能失调或资金不足，那里的总体死亡率和平均预期寿命都在下降。美国是首个寿命下降的工业化国家。

安妮·凯斯（Anne Case）和安格斯·迪顿是记录和分析美国健康状况恶化的最好的研究员。两人都是普林斯顿大学的经济学家，生活中是一对夫妻，他们深入研究了生命和健康数据。2015年，他们发表了第一篇论文①，显示美国非西班牙裔中年白人这一特定群体的全因死亡率上升。② 研究时段为 1999~2013 年。这种现象是独一无二的——其他国家没有类似的趋势——而且仅限于美国人口的这一特定群体。在同一时期，不论种族或肤色，中年黑人或西班牙裔以及 65 岁及以上的人的死亡率都在持续下降。

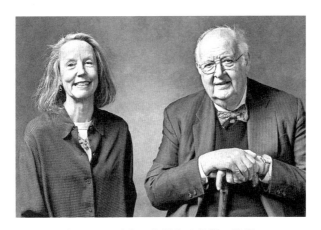

图 14-1　安妮·凯斯和安格斯·迪顿

---

① Anne Case, Angus Deaton, "Rising Morbidity and Mortality in Midlife among White Non-Hispanic Americans in the 21st Century", *PNAS*, 2015.

② 在美国，种族统计数据是被允许的，并被研究人员广泛使用。

凯斯和迪顿研究了这种选择性退化的直接原因，即死因。这种选择性退化在很大程度上是人为的。所有的计算结果都指向 3 个因素：酗酒、滥用毒品（包括阿片类药物）和自杀。它们在很大程度上是非西班牙裔中年白人死亡率上升的原因。

多年来，甚至几十年来，一群美国人一直在试图"自我毁灭"。考虑到这一现象的成因、美国人的本性和特殊性，凯斯和迪顿谈到了"绝望之死"，这一说法被沿用至今。"绝望之死"由来已久。早在 20 世纪 90 年代它们就开始增多，过了很长时间才被识别出来，因为它们最初在整体人口中并没有显现出重要性。最初，它们的增多被其他原因（尤其是心血管疾病）死亡率的相应下降所抵消。这涉及汇总统计问题。如果不分解数据，我们就看不到美国人的健康状况有多糟糕。

在 2015 年的论文中，凯斯和迪顿指出，不仅寿命在缩短，生活质量也在下降。他们既描述了死亡率的增长，也描述了发病率即同一人群中发生疾病的频率的提升。他们强调接受调查的美国人直接报告的身心健康状况恶化。最后，非常重要的是，他们观察到各种原因导致的慢性疼痛的增加。疼痛问题是一个重要问题，我们会在下文再次讨论它。

这篇论文在科学界和主流媒体中引起了广泛的反响。安格斯·迪顿因其超越卫生领域的杰出工作而获得 2015 年诺贝尔经济学奖。与此同时，死亡率的上升最终影响了国民的预期寿命。2014～2015 年，所有美国人的平均预期寿命都有所下降，但人们直到第二年才知晓这种情况。这种下降持续了 3 年，这是自 1918 年以来从未见过的逆转。

美国梦的破灭是一个残酷的现实。20 世纪 60 年代，美国人的预期寿命是世界上最长的，比经济合作与发展组织成员国人口的平均寿命长 2.4 年。这一领先差距在 20 世纪 80 年代开始缩短，并在

1998 年被经济合作与发展组织成员国人口的平均寿命超越。① 接下来的事情我们现在已经知道了。2019 年，与高收入国家人口的预期寿命相比，美国人的预期寿命是最短的。经济合作与发展组织成员国人口的平均寿命比美国人口的平均寿命长 1.7 年。

在美国人的寿命连续 3 年下降之后，凯斯和迪顿发表了他们的下一篇论文。② 他们指出，研究对象的死亡率上升幅度如此之大，以至于拉动了白人整体死亡率的上升。相比之下，无论受教育程度如何，美国黑人和西班牙裔的死亡率都在继续下降。这些数据告诉我们，美国的医疗卫生系统出了问题。不同美国人的健康轨迹之间的差异可能会越来越大。

第二篇论文的另一个主要贡献涉及潜在因素。是什么促使一些美国人缓慢或粗暴地伤害自己？根据凯斯和迪顿的研究，简单来讲，对这一问题的解释更多涉及社会层面而非经济层面。他们的一个主要发现是，收入问题不足以解释中年白人中特定人群的健康状况恶化。凯斯和迪顿认为，自 20 世纪 70 年代以来，美国白人的总体生活状况，包括经济状况，已经发生了变化。这种变化会造成社会劣势的积累，代代相传。正是这种社会劣势，或者至少是被人们感知到的劣势，导致这些美国人承受痛苦并伤害自己。凯斯和迪顿得出的结论是，收入的即时增长可能不会立刻产生效果，因为收入少并不是唯一的问题。

他们还质疑种族群体之间持续存在的差异。为什么美国黑人似乎不那么容易陷入绝望？一些评论家再次提出，这一差异源自人们

---

① Steven H. Woolf, Laudan Aron, "Failing Health in the United Health", *The British Medical Journal*, 2018.

② Anne Case, Angus Deaton, "Mortality and Morbidity in the 21st Century", *Brookings Papers on Economic Activity*, 2017.

看待问题的不同态度。美国黑人已经习惯了逆境。对他们来说，最近的情况总不会比过去的更糟，他们不会认为自己的处境变差了。相对于白人，美国黑人的身体更好；此外，美国黑人自杀的概率更低。历史学家卡罗尔·安德森（Carol Anderson）从美国白人的角度阐述了这种认识上的差异："如果你一直是特权的享有者，公平就相当于一种压迫。"①

哈佛大学经济学教授、杰出的健康专家大卫·卡特勒（David Cutler）针对凯斯和迪顿的论文发表了一篇长篇评论，他引用了埃米尔·迪尔凯姆（Emile Durkheim）在自杀方面的开创性作品，强调当物质或社会环境低于人的预期时，人"会感到绝望，这种绝望导致他采取严重损害健康的行动"。卡特勒认为，研究人员很难把握导致人们过着他们认为价值偏低的生活的所有方面。然而，凯斯和迪顿的研究表明，绝望往往在人生早期就开始了，比如在人进入劳动力市场的那一刻，有时甚至更早。此后，绝望可能会累积起来，期望可能会落空。如果一种理论只用个人在某一特定时刻的收入来解释他绝望的原因，那么它很可能是错误的。它将忽略消极能量和凄凉等待。

卡特勒提出了另一种解释中年效应的假设：许多美国人遭受工资削减、养老金损失或医疗保险损失。医疗保险等退休计划帮助65 岁及以上的美国人维持基本生活。经济安全可能会激励这些人过上更健康的生活。然而，卡特勒承认，这种解释很难得到科学验证。研究人员应该想办法调查人们的生活满意度，并观察其随年龄的变化而发生的变化。

---

① Susan B. Glasser, Glenn Thrush, "What's Going on with America's White People?", *Politico*, 2016.

卡特勒对一个日益重要的问题做出最后的评论：在美国，许多过早死亡始于疼痛。这种疼痛可能是由肥胖导致的背部或关节疼痛，由抑郁引起的道德痛苦，或由焦虑引起的精神痛苦。从广义上讲，疼痛在美国人中似乎特别普遍。在阿片类药物广泛商业化之前，这些疼痛通常是无法治疗的。卡特勒怀疑许多美国人通过大量饮酒或吸烟来缓解疼痛。

在后来的研究中，凯斯和迪顿证实了"美国人疼痛的奥秘"。[①]与老年人相比，美国中年人报告的疼痛更多。这种差异在低教育水平人群中更为明显。上述研究以及塞缪尔·普雷斯顿的研究进一步证实了美国人健康问题的一个核心事实，即过多的美国人被疼痛所困扰。

服用阿片类药物过量和自杀

服用阿片类药物过量的情况具有某种独特性。它在历史和地理上都是前所未有的。此前从未有一个国家发生如此大规模的自愿和非自愿服用药物过量导致的死亡，这种死亡的规模和持续性如此之强，以至于可以被看作一种地方性流行病。2000~2014年，滥用阿片类药物导致的死亡人数增加了4倍。[②]媒体和法律对这种新的美国病的态度，显示出问题的严重性。[③]美国人至今没有解决这个问

①　Anne Case, Angus Deaton and Arthur A. Stone, "Decoding the Mystery of American Pain Reveals a Warning for the Future", *Proceedings of the National Academy of Sciences*, 2020.

②　Hawre Jalal, et al., "Changing Dynamics of the Drug Overdose Epidemic in the United States from 1979 through 2016", *Science*, 2018.

③　Chloé Hecketsweiler, «"J'ai expliqué à un médecin qu'il n'y avait pas de dose plafond"：comment les opiacés ont drogué les États-Unis», *Le Monde*, 31 janvier 2020.

题，尽管他们已经对此做出反应。[①]

　　滥用阿片类药物和自杀存在一部分重叠，根据它们是同时发生还是分开发生，我们可以区分三种情况。第一种是意外服用阿片类药物过量，这不是自杀。服药者对阿片类药物上瘾，他或她增加了阿片类药物的用量，并且这种用量意外超出用量的阈值。第二种是服用阿片类药物自杀。它们通常发生在那些已经药物成瘾并试图通过服用比平时更多的阿片类药物来了结自己的人身上。第三种是以阿片类药物以外的方式自杀。这三种情况经常被放在一起研究，因为它们的邻近性有时会造成混淆。自杀和意外过量服用药物死亡的累计人数从 2000 年的 41364 人增加到 2017 年的 110749 人。[②] 自 2010 年以来，以上死亡人数超过了与糖尿病相关的死亡人数。意外服用药品过量和自杀通常与疼痛有关。疼痛是开具阿片类药物处方的主要原因，尽管这类药的疗效并不总令人满意。阿片类药物让人更加脆弱，它会影响神经系统，降低服用者对自杀诱惑的抵御能力。个人层面的额外风险水平并不高，但对几十万阿片类药物使用者来说，额外风险的总体影响就会很大。

　　自杀或意外过量服用药品的综合主题提出了两个悬而未决的问题。第一个问题涉及原始或主导机制：这是供给问题还是需求问题？死亡主要是因为阿片类药物太容易获得，还是因为美国人被迫承受太多痛苦或遇到太多困难？人们对上述问题的主张不一。第一种主张涉及供给端导致问题。这让人想起凯恩斯所说的萨伊定律或

---

① 2018 年，全美阿片类药物处方数量比 2011 年的峰值下降了 40%。这可能会对降低未来服药过量的风险产生积极的影响，但也表明一些美国人将不得不忍受额外的疼痛。见 Michael L. Barnett, "Opioid Prescribing in the Midst of Crisis—Myths and Realities", *The New England Journal of Medicine*, 2020。

② Amy S. B. Bohnert, Mark A. Ilgen, "Understanding Links among Opioid Use, Overdose, and Suicide", *The New England Journal of Medicine*, 2019.

销路法则①。供给创造需求：阿片类药物价格不高，美国人不管是否需要都可以无负担地服用它们。与新产品上市有关的毒品流行史增强了这一假设的合理性。比如，快克或海洛因的供给端已经被证实与使用高峰和过量有关。21世纪美国的药品问题与此相似。阿片类药物在其非正常使用增加之前变得更容易获得。这种巧合可能有一定的因果关系。但正如密歇根大学的心理健康专家所说："无法估算供给增长中有多少是对需求的回应。"②

第二种主张涉及需求端，与第一种主张更多是相互补充的关系。需求来自绝望的人，绝望会增加自杀的可能性或对阿片类药物的依赖性。药品是解决绝望问题的权宜之计。它们具有双重作用。阿片类药物放大了自杀的诱惑，并使之具体化。需求假设也很难验证和量化。正如密歇根大学的专家所说，供给问题需要立法和监管的回应，需求问题则关系到社会和经济。如果这两种主张都成立，那么两种公共治理都是必要的。减少供给将使获得药品变得更加困难，但解决不了美国人的疼痛问题。

第二个问题涉及自杀与意外死亡的比例。目前该比例尚不明晰，因为自杀和意外死亡之间的界限并不总是清楚的。不到1/3的死者留下了遗书证明他们打算自杀。但自杀的人在生命结束前并不都会留下遗书，所以遗书不能作为区分自杀与意外死亡的证明。此外，当研究人员问及服用药品过量的幸存者的动机时，后者往往无法提供明确的答案。似乎有些人并不知道自己是否曾真想用这种药

---

① 让-巴蒂斯特·萨伊（Jean-Baptiste Say，1767-1832）在他的《政治经济学》一书中提出了供给创造需求的理论。约翰·梅纳德·凯恩斯（John Meynard Keynes，1883-1946）后来将其称为萨伊定律或销路法则。

② Amy S. B. Bohnert, Mark A. Ilgen, "Understanding Links among Opioid Use, Overdose, and Suicide", *The New England Journal of Medicine*, 2019.

自杀。阿片类药物的效应改变了判断，令人们很难在事后对当时的勇气做出解释。

达纳·A. 格莱（Dana A. Glei）和塞缪尔·H. 普雷斯顿（Samuel H. Preston）认为，美国因药物成瘾导致死亡的人数远远高于官方统计的死亡人数。[①] 他们提醒我们，药品也会增加死于其他疾病的风险。根据普雷斯顿的估计，药品在 2016 年杀死了 141695 名美国人，这其中包括间接死亡的美国人。这一死亡人数是正式登记为服用药品过量导致的死亡人数的 2 倍多。普雷斯顿估计，如果美国能全面禁用让人成瘾的药，2010 年后 15~65 岁人群的死亡率将会继续下降。

经济衰退与健康状况的倒退在一定程度上相关联

其他研究人员也对美国人的健康状况进行了广泛、长期的研究。史蒂文·H. 伍尔夫（Steven H. Woolf）和海蒂·斯库梅克（Heidi Schoomaker）从更广泛的数据中得出了相似的结论。他们对数据的解读与凯斯和迪顿的略有不同，但毫无疑问是互补的。对于 25~64 岁的人群，他们发现某些原因（服用药品和患高血压疾病）造成的死亡率从 20 世纪 90 年代开始上升。自 2010 年起，这一年龄组的全因死亡率也开始上升。[②] 关于预期寿命，伍尔夫与斯库梅克估计，从 20 世纪 90 年代开始，预期寿命的增加速度放缓，[③]

---

① Dana A. Glei, Samuel H. Preston, "Estimating the Impact of Drug Use on US Mortality, 1999-2016", *PLOS One*, 2020.

② 这并不是说 2010 年以后所有原因导致的死亡率都提升了，而是说从那一年开始，死亡原因增加的数学效应超过了总体平均水平。

③ 顺便提一下，伍尔夫和斯库梅克证实，预期寿命增加最快的 10 年是 20 世纪 70 年代，这与心血管疾病这章讨论的数据一致。

2010~2011 年达到稳定水平，2014 年后下降。研究证实，美国人的健康状况恶化是很久以前就埋伏下的恶果。总而言之，这个问题在 20 世纪 90 年代就开始出现了。[①] 20 世纪 90 年代以来，一些导致死亡的因素已经在强化，但没有得到足够的重视和处理。直到 21 世纪，特别是 2010 年以后，死亡率上升的年龄范围变得越来越广。美国人的总体预期寿命从 2015 年开始下降。

改善一个国家的国民健康状况需要时间，令其恶化也同样需要时间，甚至需要更多时间使其显现出来。当人们觉察到预期寿命下降时，为时已晚。我们知道伤害已经造成，健康状况在短期内不可能得到逆转。

伍尔夫和斯库梅克还研究了地理差异，指出美国人制造极端情况的强大能力。根据财富和健康之间几乎不变的关系，美国人的寿命不平等与经济不平等相呼应。一些富裕州的人口预期寿命持续增加，尤其在太平洋沿岸地区；而其他州的人口预期寿命则有所减少。根据伍尔夫和斯库梅克的研究，与城市相比，无论原因是什么，农村地区 25~64 岁人群的死亡率提升速度最快。这种地理效应是众所周知的，并非美国独有。迪尔凯姆估计，19 世纪城市的自杀人口比农村的多，如今情况正好相反。更广泛地说，工业化国家的心理自体病态（auto-pathologie），在农村比在城市更常见。美国的情况也证实了这一点。

根据伍尔夫和斯库梅克的说法，滥用阿片类药物导致的死亡只

---

① Steven H. Woolf, Laudan Aron, "The US Health Disadvantage Relative to Other High-income Countries: Findings from a National Research Council/Institute of Medicine Report", *Journal of the American Medical Association*, 2013; Peter A. Muennig, et al., "America's Declining Well-being, Health, and Life Expectancy: Not just a White Problem", *American Journal of Public Health*, 2018.

占美国与其他对照国家预期寿命差距的 15%。吸烟和肥胖是美国另外两个巨大的公共健康问题，但它们可能也不能解释一切。目前我们尚不清楚吸烟——正如人们所看到的，吸烟人数已大大减少——是否继续对预期寿命或青年死亡率的提升产生重大影响。肥胖在美国是一种地方病（长期持续存在，且没有减少的迹象），它肯定会导致健康状况恶化，这种状况很可能是由高血压和肾脏疾病引起的。

伍尔夫和斯库梅克还强调了更深层的原因，即损害某些美国人健康的外部条件。有三种证据表明，经济环境与美国人的健康状况恶化之间存在部分因果关系。第一，时间顺序。健康状况恶化始于20 世纪 90 年代，即使当时只集中在某些群体。在此期间，美国经济发生了巨大变化。许多工业部门的工作岗位被取消，许多工人失去了工作。中产阶级受到的打击尤其严重。工资水平停滞不前，收入不平等加剧。第二，在这种情况下，经济上最脆弱的人（妇女和未受过教育或低学历的白人）与人口死亡率大幅上升的人群重合。第三，死亡率存在明显的地理对应关系。人口死亡率的上升集中在经济水平较低的地区，如农村地区或著名的中西部工业区。相比之下，太平洋沿岸、得克萨斯州和纽约等经济最强的地区的死亡率并没有显著上升。

这些证据再次显示经济对美国人的健康状况的影响，但这种影响是由人类心理决定的。两种认知机制在这里起作用，其中一种是认知偏差。一种严重的认知偏差认为，现实不重要，我们感知到什么才是最重要的。无论情况是否真的糟糕，只要人们认为存在经济问题，就会绝望，从而增加健康风险。另一种是人类天生就有的动态的存在观。人们最关心的并不是当前的状况，但一旦觉得这种状况比本可以有的要差，或者不相信前景可以被改善，就会感到沮丧。比工资或财富更让许多美国人感到绝望的是他们以为即将到来的经济停滞。有证据表明，在非西班牙裔中年白人群体中，许多人感受过社会地位的丧失。

塞缪尔·H. 普雷斯顿再次为这一讨论做出了贡献，后者已成为美国的核心议题。首先，他强调了肥胖的影响。通过将一生中最大体重指数①导入一个流行病学模型，他估算出肥胖每年为年死亡率的增长做出 0.54% 的贡献。更具体地说，这相当于死亡率相对提升了 23%。② 美国体重指数在 1988~2011 年的上升可能使 2011 年 40 岁人的预期寿命减少了近 1 年。普雷斯顿估计，与稳定的肥胖率相比，肥胖人数的增加每年导致约 18.6 万人死亡。他的结论是，绝望导致的死亡也许不能解释 21 世纪美国死亡率上升的全部原因。心血管疾病死亡率已经停止下降，癌症死亡率的下降速度也在放缓，心血管疾病和癌症导致的死亡都与肥胖密切相关。

普雷斯顿随后研究了肥胖死亡与绝望死亡之间的部分联系，这建立在对其他研究人员和自己工作的综合分析的基础上。这种部分联系使他注意到疼痛。普雷斯顿认为，在针对肥胖与死亡率关系的研究中，疼痛目前尚未得到足够的重视。肥胖在很多方面是致命的，但疼痛致死并不常见。在随后的一项研究中，普雷斯顿估计，1992~2016 年肥胖人数的增长可能通过不同方式导致 10%~30% 的新增疼痛报告。③ 他的方法消除了反向因果关系的可能性，即疼痛会导致肥胖。由于疼痛不会直接导致死亡，人们必须考虑肥胖引起

---

① 体重指数（IMC）是衡量一个人超重或肥胖最常用的指标。它的计算非常简单，用体重的公斤数除以身高的厘米数的平方，即 P/T^2，其中 P 是重量，T 是身高。

② Samuel H. Preston, et al., "The Role of Oobesity in Exceptionally Slow US Mortality Improvement", *Proceedings of the National Academy of Sciences*, 2018.

③ Andrew C. Stokes, et al., "Increases in BMI and Chronic Pain for US Adults in Midlife, 1992 to 2016", *SSM Pop Health*, 2020.

的疼痛是否也是阿片类药物导致的痛苦的源头。这似乎是可能的。在 2000~2015 年的第三项研究中，普雷斯顿和他的同事发现，肥胖在统计学上与新的阿片类药物处方有关。肥胖程度越高，这种关联在统计学上就越强。关节疼痛、背部疼痛和神经肌肉疼痛是使用阿片类药物最常见的原因。

事实上，普雷斯顿认为肥胖在美国人的健康状况倒退中起着重要作用。肥胖的部分影响可能涉及疼痛和阿片类药物，但更多的是导致其他疾病，如糖尿病和心血管疾病。普雷斯顿说，人们可以设想，肥胖是绝望的第四种现象，它与自杀、滥用毒品（包括阿片类药物）和酗酒一起，导致了过多的死亡。但为了确认这一判断，我们需要更好地理解是什么导致了人们肥胖。①

英国的衰落

英国是人口健康状况可能倒退的另一个例子。辉煌的历史未能阻止它在 21 世纪的衰落。英国人的健康状况倒退模式与美国人的不同，尽管它也包含社会和经济因素，但涉及不同的人，有着不同的原因。第一个信号是死亡率上升。2014~2015 年，英格兰和威尔士的死亡人数增长超过了 5% 以上。2015 年死亡人数增加了约 2.8 万人，达到 53 万人。这是自 1968 年以来观察到的最高的死亡率同比增长率。2017 年，伦敦大学健康公平研究院的一份报告得出结论，自 2010 年以来，预期寿命的增加速度有所放缓。女性预期寿命曾经每 5 年就会增加 1 年，现在每 10 年只能增加 1 年多一点。男性的预期寿命已从每 3 年增加 1 年减缓到每 6 年增加 1 年。预期

---

① 来自 2021 年 1 月对塞缪尔·H. 普雷斯顿的采访。

寿命增加的速度基本上减半，这种减缓是自 1890 年以来前所未有的。研究人员向政府发出了预警，英国政府不承认这些研究结果，但研究人员对政府的否认提出了质疑。作为回应，各政府部门公布了相互矛盾且顾左右而言他的统计数据，比如吸烟率的下降。

丹尼·多林（Danny Dorling）是牛津大学的地理学家和研究员。他系统地研究了英国人的健康状况。多林的几篇论文揭示了英国人的健康状况的重大倒退。他发现，与美国的情况相比，英国受到的影响并不局限在某一个年龄组。[1] 第一，婴儿死亡率上升。2014~2017 年，它从 3.6‰ 上升到 3.9‰。第二，高龄人群特别是高龄女性死亡率上升。美国的死亡率上升的年龄组位于年龄层的中段，在英国则是低龄和高龄人群的健康状况倒退得更严重。总体而言，英国的预期寿命在 2015 年减少，随后停滞了几年。多林还证实，健康不平等状况也变得更加严重。

多林多次批评英国医疗体系长期资金不足，以及社会保障体系薄弱。医生和观察家十多年来一直在抨击的相对贫困情况，在新冠疫情期间以一种前所未有的方式暴露出来。英国的案例讽刺性地表明，有效降低人口的健康水平并不是什么难事，存在各种各样的方式。有些方式产生的条件在英美两国是相似的，但机制和效果不同。英国人采取了与美国人不同的行动阻碍了国民健康的延展。这让我们再次想起列夫·托尔斯泰那句话："幸福的家庭都是相似的，不幸的家庭各有各的不幸。"

---

① Lucinda Hiam, et al., "Things Fall Apart: The British Health Crisis, 2010-2020", *British Medical Bulletin*, 2020.

第十五章

气候对人类健康的影响

与全球变暖相关的气候变化是世界最紧迫的公共卫生问题。

《英国医学杂志》，2006 年

气候总是影响着人类的生活，这是确定性的事实。气候影响起先是直觉性的，之后被经验所证明。大量相关工作使建立气候历史信息库成为可能。这些研究证实了人类及其社会活动一直受到气候条件的影响。

为了证明过去的气候与当时人类之间的关系，我们有必要将研究它们的两门科学——古气候学和考古学——联系起来。古气候学，顾名思义，是研究过去气候的科学。考古学通过研究人类和非人类的物质残余，重建史前和古代人类的生活。通过将气候动态数据与人口生活数据进行交叉分析，研究人员能够推测出两者的关系，甚至可能是因果关系。

这些只是假设且具有不确定性。上述结合了气候和人类数据的研究至少包含两个不确定性的来源。一方面，回顾性研究的数据非常古老，因此是不完整和脆弱的。依据它们做出的分析可能会出错。另一方面，由于研究关注的是过去，因此不是实验研究，而是观察性研究。与任何科学学科一样，这些研究的观察性质削弱了因果推理能力，即假设因果关系的能力。

至少有不同特性的三种论据可以弥补回顾性和观察性研究的数据的限制，并支持气候条件与人类行为之间存在因果关系的假设。第一，论据具有时间的对应性。如果气候事件和人类反应之间存在巧合，研究人员就可以假设两者存在联系。第二，这种因果关系具有合理性。当古气候学和考古学在共同的研究中相遇时，它们试图构建相互支持的场域。某一特定气候对当时人类的影响必须是合理的。研究人员需要运用想象力，用已知的信息进行类比推理。他们永远不可能拥有"拼图"的所有部分，只能试图捕捉一个时期的总体图景。第三，论据具有一致性。重建的各种历史观察必须是一致的，它们必须讲述相同的故事。历史在重复时总是相似的，但事件的链条太复杂了，不可能有完全相同的事件，这一事实为因果关系的确立提供了额外的支持。弗洛伊德说："积累让偶然性的印象被消除。"在研究过去时，实验是不可能采用的研究方法，但不同历史观察之间的一致性替代了实验的可复制性。

气候始终对人类健康产生影响

通过积累气候条件对人类影响的历史证据，科学家们实际上证明了气候是人类生命的主要决定因素。一些历史可能只是部分真实，或者有些过于不实而没有价值。然而，更多的历史观察清楚地显示了气候变化对史前和前工业化时代人类的影响。

彼得·德·梅诺卡尔（Peter de Menocal）是一名古海洋学家，在纽约哥伦比亚大学工作。他将海洋沉积物视为气候档案。海洋沉积物以缓慢且持续的速度积累，提供了海洋环流和气候变化的详细回顾性信息。梅诺卡尔描述了历史上人类社会对自然气候变化的反应。[①] 他以公元前 2300 年前后美索不达米亚地区的阿卡德文明（Akkad）为例。阿卡德的萨尔贡（Sargon d'Akkad）将帝国建立在底格里斯河和幼发拉底河之间广阔而相对平坦的天然平原上。阿卡德人成功地将美索不达米亚北部因多雨而高产的孤立农田与南部城市的农业灌溉系统连接起来。这带来的繁荣持续了大约 1 个世纪，此后，阿卡德帝国很快就崩溃了。考古证据表明，北部平原被遗弃，大批难民涌入南部。为了限制这种迁移，苏美尔人甚至建造了一堵 180 公里长的名为 Muriq-Tidnim（击退游牧民）的隔离墙。

通过研究阿曼湾的深水沉积物，研究人员重建了该地区的气候历史，表明阿卡德帝国的崩溃与气候变化同时发生。据观察，在今天的叙利亚东北部，风带来的泥沙堆积了约 1 米。这是气候条件突然变化的第一个迹象，在当时的情况下可以被诠释为干旱。还有其他迹象表明该地区遭受了干旱的影响，比如底格里斯河源头一个湖中的石英沉积增加。美索不达米亚干旱的原因尚未被确定，但这种干旱经常被归因于北大西洋的广泛降温。当时极地和热带地区的地表水温下降了 1℃～2℃。底格里斯河和幼发拉底河的水源由冬季在地中海地区的降水汇聚、补充。我们现在知道，当北大西洋海面温度下降时，降水就会减少。这种海水变冷与美索不达米亚的干旱之间可能存在间接却真实的联系。

阿卡德人似乎很有远见。考古证据显示，他们开发了粮食储存和水资源管理技术以应对短期降水变化。但是，资料表明，阿卡德

[①] Peter de Menocal, "Cultural Responses to Climate Change during the Late Holocene", *Science*, 2001.

人的社会在当时的背景下过于复杂，无法针对持续性干旱做出合理调整，最终几乎完全解体。

间接气候影响带来的 3 个问题：营养不良、微生物疾病和社会动荡

气候不仅能影响人类的生命，还能影响人类健康，这似乎也是合理和直觉性的，长期以来一直是一个理论性假设。我们知道并看到，在史前和大部分时间里，造成健康状况不良和人口死亡的原因数量并不多。自史前以来，营养不良、微生物疾病和社会动荡夺走了大多数人的生命。它们阻碍了健康的显著延展，并将平均寿命限定在一个极低的水平。现在有历史证据表明甚至证明，这三种引起疾病和死亡的因素往往是由气候导致的。

又一次，我们必须交叉引用两类数据，将前工业化时代的人类健康信息与相应时期的气候数据进行比较。澳大利亚流行病学家安东尼·麦克迈克尔（Anthony McMichael，1942–2014）在几篇论文中对此做出了描述和分析，他甚至为此写了一本书[1]，但由于意外去世而未能独立完成它。麦克迈克尔提供的大量历史证据涉及多个时间尺度：长期、中期、短期，甚至即时。最重要的是，麦克迈克尔解释说，气候可以通过三种方式影响人类健康，其中包含直接影响（首要影响）和两类间接影响。直接影响包括气温和极端天气现象，比如高温、暴雨引发的洪水以及飓风。这些直接影响是人们最先想到的，因为它们最直观。人们了解最多的也是气候的直接影响，尽管它们的

---

[1]　Anthony McMichael, *Climate Change and the Health of Nations. Famines*, *Fever*, *and the Fate of Populations*, Oxford University Press, 2017.

影响程度并非最高。此外，麦克迈克尔的研究还显示了人们对气候加诸史前时代人类健康的作用不甚了解。这方面的早期数据非常少。

大多数历史资料揭示的是气候对健康的间接影响，这些影响通过两种失衡作用于人类：人类生存环境被破坏，或人与环境之间的共存关系被改变。人类生存环境的不稳定会产生多种风险。它会降低作物产量，并导致人营养不良，或者改变水质，还会增加人罹患微生物疾病①的风险。气候可以直接影响微生物或它们的媒介昆虫或媒介动物。最后，也就是气候的第三种间接影响：气候会产生负面的社会影响，扰乱人类生活。恶劣气候本身就会导致人口流离失所、社会动荡和暴力。它还会加剧营养不良和微生物疾病，严重破坏社会秩序。社会破坏的程度取决于人类心理健康状况。

这种相当沉重的描述揭示了一些事实，这些事实在气候与健康关系历史上反复出现。首先，气候对人口健康的影响更多是间接的，它引起或加剧 3 个相互作用的问题：营养不良、微生物疾病和社会动荡。它们绝非偶然，也是在史前和前工业化时代的 3 个主要死亡原因。气候类似于社会决定因素，属于上游决定因素或"原因的原因"。

相同的气候变化导致的三大问题可以同时出现，也可以一个接一个地出现，前者催生后者，以此类推。比如，作物产量下降会降低人口的营养水平，使人们容易感染常见的（地方性的）或周期性的（流行病的）微生物疾病。这种人口压力本身也可能导致社会动荡。反过来，气温下降可能导致流行病的暴发，这也会影响人口健康，降低营养水平，扰乱社会秩序。气候问题总是能产生消极的健康动态，令问题相互复杂化。

---

① 这类微生物疾病被称为气候敏感疾病。

查士丁尼瘟疫的气候起源

麦克迈克尔通过几个例子说明了气候变化与人类健康之间的历史关系。这些例子是相似的，只是时空不同。这些历史事件的根源是某次气候变化，其延续的时间可能在几十年、几个世纪甚至更长时间。这种变化破坏了自然系统的稳定，导致饥荒、流行病或两者兼而有之，甚至社会动荡紧随其后。最严重和反复出现的问题是干旱，干旱反过来又影响了粮食产量。比气温下降或上升影响更大的则是水源问题。安东尼·麦克迈克尔说："干旱、饥荒和饥饿之间的联系是过去 12000 年气候对健康最主要的负面影响。"①

许多严重影响人类健康的气候变化是长期的。最典型的案例之一发生在新仙女木时期。这是气候学的一个经典事件，它发生在12900 年前，冰川期之后的长期温度回升被一次气候变冷过程中断。人们尚不清楚造成这种情况的确切原因，对此提出了多种假设。长期以来，人们一直认为这种情况是由加拿大冰盖融化进入大西洋造成的突然的大规模水释放引起的，但实际情况可能更复杂。不过，可以肯定的是，气温在很短的时间内下降了 4℃~5℃并持续了几个世纪。在这一时期，人类社会已经开始在世界各地建立起来，人类能够有规律地获得食物来源。在今天叙利亚北部或尼罗河谷的考古发现证明了这一点。新仙女木时期降温带来冲击之后，这些早期人类社会少有幸存。在上述地区发现的可供检视的遗骸显示，暴力死亡的比例异常高，研究人员在现场常发现武器的残片。

---

① Anthony McMichael, "Insights from Past Millennia into Climatic Impacts on Human Health and Survival", *Proceedings of the National Academy of Sciences*, 2012.

与此同时，在今天的叙利亚北部，随着食物的减少，大多数人类居住地在当时被遗弃了。

产生影响的不仅是长期的气候变化。最短的气候变化只持续几年，同样能对人类健康产生巨大影响。查士丁尼瘟疫就是一个例子。这是第一次鼠疫大流行，由一种现在被称为鼠疫耶尔森氏杆菌的细菌引起。它始于542年君士坦丁堡的一场流行病。在3个月内，该市50万居民中约有10万人死亡。流行病随后蔓延到欧洲东南部和地中海东部，并定期复发，直到8世纪中期。据估计，它杀死了当时世界一半的人口，总共有3000万~5000万人死亡。[①] 历史文献表明，这种流行病由身上寄生着跳蚤的病老鼠带入君士坦丁堡。这些老鼠则是由从埃及珀鲁斯运送谷物的船只带入的。事实上，众所周知，541年，也就是君士坦丁堡鼠疫流行的前一年，珀鲁斯暴发过一场鼠疫。此外，研究物种之间关系的系统进化发育关系数据表明，查士丁尼鼠疫菌株起源于东非。因此，人们认为，受感染的老鼠可能首先从埃塞俄比亚乘船抵达珀鲁斯。考古资料显示，黑鼠早在几个世纪前就在非洲北部和东北部繁衍，很可能是通过海上贸易从它们的故土印度迁移过去的。

然而，事件发生之前的正常天气条件不应该让病鼠存活下来，也不应该让跳蚤在前往君士坦丁堡的途中繁殖。收获季节结束后，尼罗河周边地区特别是努比亚沙漠的天气干燥、炎热，不适合这些动物生存。同样，红海海岸是世界上最热的海岸之一，7月超过40℃，1月超过30℃。跳蚤在生理上所能容忍的温度范围，特别是对它们的繁殖而言，在20℃~30℃。此外，大多数传染病发生在年

---

① David M. Morens, Anthony Fauci, "Emerging Pandemic Diseases: How We Got to COVID-19", *Cell*, 2020.

平均气温在 24℃～27℃ 的地区。因此，老鼠和跳蚤需要异常"寒冷"的条件才能到达君士坦丁堡，并发挥它们的传播流行病潜力。

这恰恰是当时发生的事情：一次意外引发了全球的寒潮。众所周知，535 年发生了一次大型火山喷发，很可能是在巴布亚新几内亚的拉包尔。火山喷发如果规模足够大且局限于特定纬度，就能使地球降温。它释放出微小的颗粒物，这些颗粒物散布到全球各地，并反射太阳光，也就是说，它们阻挡了进入大气的阳光。

535 年的火山喷发导致气温几乎立刻下降了 3℃，并且持续了大约 10 年。这次火山喷发还导致了很多不稳定的天气现象。阿拉伯发生了洪水，美索不达米亚也发生了降雪。许多国家的农业收成很糟糕，人们忍饥挨饿，激发社会矛盾。来自瑞典、中国或中亚的历史信息被收集起来，证实了这些社会动荡。

因此，6 世纪 30 年代后期特别寒冷的气候条件，也许再加上较高的湿度，很可能给了受感染的老鼠和它们身上的跳蚤从珀鲁斯抵达土耳其并生存下来的机会。船只储存的谷物无疑使以谷物为食的老鼠的数量得以维持甚至增加。一些病鼠可能在旅途中死亡，另一些活了下来。跳蚤可以在隐蔽的环境下存活更长时间。这些活下来的病鼠、跳蚤和细菌轻松地穿越地中海，感染了君士坦丁堡人。

上述例子说明了气候变化与人类健康之间可能存在的关系。麦克迈克尔分析了其他具有不同时间尺度的事件，提出了一些关于人类社会相对于气候变化的脆弱性的一般性结论。几十年或几个世纪以来的气候变化往往通过干旱导致人口健康状况下降，从而带来饥荒和社会不稳定。流行病似乎更多地与较短时期（几年）的温度变化、食物短缺和社会动荡相关。事实证明，人类社会可能已经学会了更好地适应短期和反复出现的气候周期，比如典型的厄尔尼诺现象。此外，在长期的气候变化中，人类社会受到的打击更大，甚至面临崩溃。

气候系统非常复杂，但它的作用方式很简单，几乎从未变过。气候对人类健康的影响大多是间接的，影响方式大同小异，少有出人意料的情况发生，事实证明单一的气候变化就能损害人类健康。这是气候对人类健康影响的一个基本特征。温度降低或提高1℃甚至0.5℃带来的微小变化便可以系统性地产生大规模有效的影响——干旱和食物短缺、微生物的复活、人类之间的冲突，更不用说极端气候的威力了。随着这些问题变得越来越复杂，影响往往会成倍扩大。这些问题互为因果，相互激发，一旦开始，便不再需要气候的助力。不过，实际影响取决于人类的反应。这是气候变化对人类健康影响的另一个基本特征：人类虽不能完美克敌制胜，但也不是完全无能为力。史前和前工业化时代的人类缺乏知识和手段，但他们对气候变化的反应是灵敏的。我们稍后将看到，今天正在发生的情况与当时的情况恰恰相反。现在，我们对气候系统有了更多的了解。在某种程度上，我们能够预测气候变化及其影响，但我们不像从前那样灵敏。

历史资料告诉我们的信息也不太均衡。麦克迈克尔的回顾强调了3个不对称的范畴，这些范畴里的相关主题信息，呈现出一种偏斜状态。第一，气候变化对人类的影响有不同类型。如前所述，我们对气候变化的间接影响比对直接影响了解得更多。20世纪之前，几乎没有关于极端高温（热浪）对人类直接影响的历史信息。热浪肯定发生过，也一定影响了人类健康，但我们无法确切地知道和描述它。与此同时，我们可以看到一些关于极端寒冷时期的死亡和灾害的资料。第二，我们对温度下降的了解比对温度上升的了解更多。也许在历史上，气候变冷比变暖更频繁，或冷却期的相关信息重建得更好，也可能它们对人类社会的影响更加残酷，对人类健康造成了更大的影响，因此被记载得更详尽。第三，关于利好的气候时期对人类健康的益处，历史数据并不明确。气候有好也有坏。人们认为，稳定的气候利于人类生存，但这无法被证明。适宜的气候对营养、儿童生存或成人寿命的积极影响无法量化，甚至无法估计。

人类对气候的关注

麦克迈克尔总结的历史观测数据来自人类活动对气候没有影响的时代。当时的影响是单向的，人类受损或受益于气候，但并没有反过来影响它。人们很可能意识到了自己对气候的依赖甚至屈从于它。然而最晚从 16 世纪开始，人们就经常产生一种错觉，认为自己对气候产生了影响。讽刺的是，人类的担心远在事情真正发生之前就开始了。

法国国家科学研究中心（CNRS）的研究人员法比安·洛彻（Fabien Locher）和让-巴蒂斯特·弗雷佐（Jean-Baptiste Fressoz）追溯了四五个世纪以来人类对气候的信仰和知识。[①] 我们从他们的研究中可以清楚地总结一些信息。一方面，在他们研究的这段时期内，似乎总是存在人们对气候正面的关切或负面的焦虑。气候这个词本身似乎很少被使用，人们主要讨论气候现象。气候带给人们安全感或引人担忧，无论如何，它已经成为重要的话题。另一方面，至少在欧洲，人们相信人类活动有可能影响气候，并且这已经是偶尔发生的事实。这种认识既正确又错误。一方面，它是正确的，因

---

① Fabien Locher, Jean-Baptiste Fressoz, *Les Révoltes du ciel. Une histoire du changement climatique xve-xxe siècle*, Seuil, 2020.

为现在已经证明，人类活动能够对地球系统施加压力，从而改变气候。另一方面，它也是错误的，因为当时人类正在破坏环境，尚未影响到气候，只是造成了污染。当时的人口数量太少，人类排放的二氧化碳很少，无法对气候产生影响。

弗雷佐和洛彻解释说，只有当人类的发展充满活力时，人类才会相信自己有能力影响气候。从这个角度来看，大航海时代、帝国主义形成和发展时期、18~19世纪的"革命的年代"，都是充满活力的历史时期。当人类意识到气候是社会的一个决定因素时，气候问题变得更加重要。它决定了农作物收成，从而决定了社会的稳定。根据收集到的历史文献，当时人们认为能够通过森林影响气候系统。森林既是能源的来源，也是基础设施的来源，因此森林是一种重要的资本，被认为可以调节气候。

值得注意的是，人们有一种相当强烈的直觉，早就认为气候是一个全球性问题。布封（Buffon）在他的著作中已有所提及。在全球范围内，气候要素之间的相互依赖性已被部分理解。弗雷佐和洛彻还强调了法国的领军地位，气候担忧更多是一个"充满焦虑的国家"的政治产物。这两位研究人员认为这种法国特色建立在19世纪发展起来的自由资本主义的基础之上。

但在几个世纪的焦虑之后，疲劳和解脱同时出现。根据这两位研究人员的说法，自19世纪末以来，欧洲社会似乎已经摆脱了气候带来的困扰。有几个原因可以解释这一点。第一个原因是经济现实。气候变化对社会的影响越来越小。农业全球化和铁路交通的发展使人们几乎在任何时候都能获得各种食物。正常的一日三餐不再受季节限制，能源和物资的来源也变得多样化。煤和钢铁使木材和森林的重要性相对降低。这一推理似乎是合乎逻辑的。如果人们对气候的依赖减少，那么对它的担忧便也随之降低。

第二个原因与知识水平有关。细菌理论对人们感知气候产生了间接影响。通过证明如此之多的人类疾病并非由瘴气——也就是空气——直接引起，而是由细菌直接引起，彼时的知识局限无意中阻碍了人们对气候的正确认知。事实上，我们现在知道气候与细菌之间是存在联系的。其他科学的发展进一步边缘化了气候作为决定因素的作用，比如遗传学，它将健康问题的中心重新指向个人因素。后来的发现再次表明，基因的表达受环境的影响，这一概念被称为表观遗传学。在这些绕开了气候的新解释的影响下，人类对气候的态度变得相对淡漠。弗雷佐和洛彻认为这段回避时期持续了大约 1 个世纪。人类对环境的压力和对气候条件的依赖似乎双双被遗忘了，人类与气候的双向影响关系也被漠视。根据弗雷佐和洛彻的说法，这 100 年刚好对应着一段"冷漠的工业和科学制造"的历史。

人类纪气候

人类对气候的影响终于开始了。这种影响的理论先驱现在已经为人熟知。尤妮斯·牛顿·富特（Eunice Newton Foote）、让-巴蒂斯特·约瑟夫·傅里叶（Jean-Baptiste Joseph Fourier）和约翰·廷德尔（John Tyndall）提出了温室效应的概念。他们解释说，温室气体就像一层覆盖物，阻止进入大气的阳光离开。温室效应留住了应该返回太空的能量，变暖是自动形成的结果。由于当时二氧化碳和其他温室气体①的排放量很小，温度上升幅度微小且不确定，人们对他们理论的关注最初是有限的。但人类对地球施加的压力不断增大，直到引发一个时代的变化，这个时代后来被确定和命名为人类纪。

---

① 　二氧化碳约占温室气体总量的 85%。

这就是我们现在的处境。气候发生着前所未有的变化，世界正在变暖。2019 年的平均气温已经比工业化之前的平均气温上升了约 1℃，自 20 世纪 70 年代以来上升了 0.8℃。放大效应解释了为什么在一些地区，如加拿大西北部，气温可能上升 3℃。有记录以来最热的 10 年中有 8 年处于 2010~2020 年。这种变化有相同的根本原因——化石燃料的使用，它导致每秒 171000 公斤煤、116 万升天然气和 18.6 万升石油的能源消耗量。[①] 能源系统中所谓的碳强度自 1990 年以来一直没有改变。

这种气候变化在历史上是前所未有的，不仅因为它是人类造成的第一次气候变化，更因为它的规模和速度。它显然是有害的，已经形成了一定程度的健康危险。多年来，气候变化一直施加压力，限制人类健康的延展。但这个问题先是被低估，接着被否认，然后被漠视。工业时代的人类倾向于相信自己能更好地抵抗这种危险，因为与从前的文明时期相比，他们拥有更强的预警能力和装备。然而，这种信念是错误的。一方面，气候变化更剧烈、更残酷。另一方面，处于压力下的人口更多、身体更差、更不灵活。麦克迈克尔解释了为什么我们现在实际上更脆弱。粮食生产已经处于紧张状态。农业生产通常在沿海地区，这使得它对海平面上升很敏感。人口更密集，城镇化程度更高，城市更复杂。最后，其他人为的环境变化将共同引发气候变化对健康的影响。一些学者研究了人类对过去气候变化的历史反应。[②] 他们一贯认为，社会群体的流动性和适

---

① Nick Watts, et al., "The 2019 Report of the Lancet Countdown on Health and Climate Change: Ensuring that the Health of a Child Born Today Is Not Defined by a Changing Climate", *The Lancet*, 2019.

② Michael D. Petraglia, et al., "Human Responses to Climate and Ecosystem Changes", *Proceedings of the National Academy of Sciences*, 2020.

应能力是保护社会的关键因素。然而，我们最近的经验——包括新冠疫情——表明，人类的流动性和适应能力都非常有限。

虽然与过去相比，气候变化对人类社会的影响更强烈，受影响的人类社会更加脆弱，但影响机制始终没有改变。它们与气候一直以来施加的影响相似，分为对自然或社会的直接影响和间接影响。最直接和即时的影响是气温变化。这既包括平均气温升高，也包括热浪增加。热浪的增加涉及频率、持续时间和强度（即气温的峰值）。北美和欧洲会特别受到 21 世纪热浪增加的影响。2018 年，在印度、北欧和日本的"帮助"下，全球 65 岁及以上人口受到热浪袭击的纪录被打破，这种"热浪事件"共计 2.2 亿次，比 2015 年增加了 1100 万次。气温升高的趋势将继续下去。科学家估计，到 2060 年，超高温的气候现象将增加 5~10 倍。

高温会增加中风、肾衰竭、心力衰竭的恶化风险。热浪引起的继发性死亡通常被简单地归因于心脏骤停，高温的根源性作用被忽视了。这将导致气温上升对健康的影响被低估。纠正低估的简单方法是测量热浪期间观察到的死亡率，并将其与预期死亡率进行比较。两者之间的差距即超额死亡率可被归因于异常高温。2003 年的热浪在欧洲造成了 7 万人死亡，2010 年俄罗斯的热浪又造成了 1.5 万人死亡。这些额外的死亡都是气候变化导致的。法国 2019 年夏季的两次热浪与相关地区 1500 人的超额死亡有关，这 1500 人几乎可以被确认为热浪直接导致的死亡人数。1500 人的超额死亡相当于年均死亡人数增加了 9% 以上。这一过高的死亡率主要涉及 75 岁及以上的法国人，但 15 岁及以上的所有年龄组都受到了影响。根据现有数据，2020 年的热浪影响应该更严重。

高温还会增加抑郁和自杀倾向等精神问题。患有精神分裂症等精神疾病或滥用药物者在炎热天气面临更多死亡风险。热浪来临时，精神病患者住院或死亡的风险更高。最后，过热会影响人类的认知。它会减慢我们的思考和学习速度，改变我们的睡眠质量，降低我们倾听的能力，让我们失去耐心。

年龄越大或患病越重的人越容易受到高温的影响。糖尿病、心血管疾病、呼吸系统疾病或肾衰竭都会让人非常脆弱。社会孤立、贫困和精神疾病也是经常累积的风险因素。一般来说，欧洲被认为是最易受气温上升影响的地区，因为那里的人口年龄更高，患慢性疾病的人更多，而且该地区高度城镇化。正是在城市里，气温上升的时间越来越长。

气候变化的间接影响

气候变化主要通过其间接影响作用于健康。它破坏了构成环境的基本元素，即空气、水和食物。气温上升加剧了空气污染的有害影响。哮喘和其他呼吸系统疾病的恶化变得更加频繁。呼吸系统过敏也是如此，在不到 30 年的时间里，人类呼吸道过敏的频率增加了至少 2 倍，心血管问题也增加了。

在越来越多的地区，可用水资源是一个日益严重的问题。由于降水和洪水的增加，水的质量特别是清洁程度也变得难以维持。水源污染导致的微生物感染的风险正在增加，并可能持续增加。一系列水源微生物（弯曲杆菌、霍乱弧菌、钩端螺旋体病毒、诺如病毒和肠道病毒等）的发病率预计将提高。这些病原体中有许多会导致腹泻，有时病症严重到难以治疗。

最后，持续的气候变化通过几种方式影响人类饮食。营养不良是与气候变化有关的最重要问题之一。导致营养不良的原因有三种：作物产量下降、损失增加和粮食营养下降。① 上文讨论过的天气事件如干旱和洪水，是造成作物产量下降、损失增加和粮食营养下降的主要原因。南美洲和东南亚将是受影响最大的地区。全球粮食生产能力预计每 10 年下降几个百分点，而粮食需求则在同一时间段增长几十个百分点。

气候变化增加微生物疾病的风险，不仅通过影响水和食物实现，而且通过改变病媒生态系统实现。这些病媒生物主要是昆虫和螨虫，它们生存的地理范围可能会随着温度、湿度和降水条件的变化而扩大和发展。气候变化还会提高病媒通过叮咬袭击人类的可能性。所有这些变化都增加了病媒生物将疾病传播给人类的风险。在全球变暖的背景下，病媒生物传播疾病的机会正在增加。它们传播疟疾、登革热、基孔肯雅热、莱姆病或寨卡病毒。研究模型预测，这些疾病在以前未受影响地区的分布将会增加。有报道说埃塞俄比亚和哥伦比亚的疟疾正在发展；莱姆病在北美传播，包括此前从未有过莱姆病记录的加拿大；欧洲中部和北部也存在基孔肯雅热传播风险。

暴力死亡

气候还通过改变社会制度，即人们的生活，极大地影响健康。一组研究人员最近发现，异常高温的发生与暴力死亡的增加有关。② 暴力死亡率受到季节的影响，但气温的具体作用尚未得到精

---

① 关于小麦和水稻等主要谷物作物的质量，现在已知二氧化碳浓度的增加会降低这些作物的蛋白质及维生素 B 等微量营养素的水平。

② Robbie M. Parks, et al., "Anomalously Warm Temperatures Are Associated with Increased Injury Deaths", *Nature Medicine*, 2020.

确的研究。研究人员收集了美国 1980～2017 年的人口死亡原因数据，按性别和年龄分析了死亡原因。研究目标时期内，大约有 600 万例暴力死亡，其中 2/3 以上是男性。这些暴力死亡原因被分为交通事故、跌倒、溺水、袭击、自杀和其他 6 类。研究人员每日收集 4 次气温数据，地理分辨率为 30 公里，由此生成了美国每个州的月度估值。研究目标时期内的温度偏离了当地的平均温度时，研究目标时期内的温度是异常的。这样一来，气温上升和暴力死亡率之间出现了许多统计学关联。

根据历史数据，研究人员构建了一个模型，以量化异常温度会在多大程度上影响未来的暴力死亡率。他们估计，平均温度超出 1.5℃ 的异常炎热年份，将导致额外的 1601 人死亡。近 85% 的额外死亡发生在男性中，通常发生在青春期至中年之间。溺水、交通事故、袭击和自杀造成的死亡人数的增加只能部分被老年人冬季死亡人数的减少所抵消。研究人员估计，如果超出的气温达到 2℃，额外死亡人数将由 1601 人增加到 2135 人。

这些由高温导致的额外死亡大部分是由交通事故造成的，其次是自杀。溺水不是最常见的死亡原因，却是死亡人数增加最多的死亡原因。天气越热，人们就越想游泳，因此溺水的风险也就越大。观察到的和预期的溺水死亡率对男性的影响高得不成比例。这种现象无疑反映了行为的不同，更确切地说，反映了人们对游泳场所的不同选择。超过一半的男性溺水死亡事件发生在天然水域中，而女性的这一比例不到 1/4。

交通事故死亡率提高的原因似乎更为多样化。首先，天气太热时，人们的驾驶技能会下降。其次，事实证明，炎热的天气里人们消费更多酒精饮料，导致酒后驾驶人数增加。最后，有记录表明，当天气变热时，路上的车更多，行人也更多，因此有了更多的交通事故目标。

目前我们尚不清楚为什么随着温度的升高，袭击或自杀的死亡人数会增加，但有两种解读看上去是合理的。一方面，人们在炎热的天气外出的次数更多，这使他们更有可能相遇和发生冲突。另一方面，高温也让人更容易产生愤怒的情绪。简言之，这项研究表明，一个更热的世界很可能会有更多暴力行为。

特异性的不足

没有一种疾病是专门与气候有关的，或者至少没有一种疾病专门与人类对气候的影响有关。气候变化并不是一个新的环境风险，它只是加剧了环境压力。气候变化是一个元问题。它催生的所有疾病也许在攻击人类之前已经存在，但这些疾病的发生频率和严重性提升了。这种特异性的不足为怀疑当然也为否认提供了空间。那些不愿相信气候变化存在或认为它会产生负面影响的人总在强调，气候是自然波动的。气候的自然循环确实一直在发生，只是它们的周期跨越了几个世纪，更常见的是几千年。它们不应该在人的一生中被察觉。

这种特异性的不足导致了"归因科学"的诞生。它致力于计算气候变化导致极端事件发生或影响加剧的概率，并尝试确定趋势差异在多大程度上可归因于气候变化。研究目标涉及热浪、洪水或火灾。比如，归因科学估计，如果没有人为造成的气候变化，2016年不会发生3件事：创纪录的全球气温、阿拉斯加高纬度地区的海洋热浪和亚洲的极端高温。

总的来说，归因研究已经相当清楚地表明气候变化增加了热浪的发生频率。但这些研究很难证明其他极端事件，如火灾，甚至澳大利亚式的大型火灾，是由气候变化造成的。澳大利亚一直都有火灾，包括所谓的灾难性火灾。1939年的黑色星期五、1983年的圣灰星期三和 2009 年的黑色星期六是历史上最糟糕的火灾例子。所有这些火灾都与特别长期和严重的干旱有关。但 2020 年 1 月的大火似乎给人们留下了更深刻的印象。人们一般将火灾归因于气候变化。研究人员还需要花费数年研究这一假设。这些极端火灾比热浪复杂得多。为研究澳大利亚（或加州）发生的火灾与气候变化之间的关系，研究人员目前正在通过研究夜间气温的升高——这是一个相对新的现象——来解释火灾发生的规律。

地球气候的未来

气候变化预测是可靠的。一定程度的气候变化及其对健康的影响已经是无法规避的事实。无论我们做什么，目前的变化趋势至少会持续到 2030 年。气候系统受到惯性的影响，改变它需要时间，恢复至少是部分恢复它同样需要时间。当前的变化源于过去的碳排放，这些碳排放使世界陷入几十年的不平衡和变暖状态。据估计，未来 20 年的气候在很大程度上已经被决定，许多问题不可避免，这就是为什么我们必须做好准备。气候变化在持续发展的同时在自我复杂化，不再需要借助人类。阈值效应无所不在，可建模且真实，但不可见。这些阈值效应意味着，一旦达到限定值，其他变化就会发生得更强烈，并以非线性的形式加速。

尽管这种变化将在一定时间内持续下去，但科学家的预测还存在不确定性，它们的精确度是有限的。由于气候系统是一个不断变化的全球系统，预测气候比预测其他环境风险更困难。气候研究的不确定性有 4 个来源。第一个来源是所谓的初始条件。事实上，气候研究使用的现有数据本身就带有不确定性。正是在这种不确定性的背景下，模型在启动模拟之前被数据填充——被初始化。第二个来源是未来的温室气体排放。它们是未知的，取决于我们的社会和政治选择。2020 年的情况显示了这种不确定性，大流行病使全球二氧化碳排放量减少了约 7%。[①] 第三个来源是可能的模型错误，而非数据错误。研究人员正试图设计气候将如何回应我们的排放所呈现的"外部胁迫"，但他们无法完全获知实际情况。第四个来源是气候的自然变化。它是极其难以预测的，可能是最大和最易被忽视的不确定性的来源。

因此，科学家的气候模型无法告诉我们所有事情。比如，如果它们的分辨率为 100 平方公里，就无法告诉我们更小区域范围内可能出现的问题。同样的天气事件不会产生同样的后果，这取决于它发生的地区和受影响的人口。我们需要格外谨慎地将一种地方经验嫁接到另一背景之上。创建模型时，我们需要考虑分辨率之外的第二种限制：模型无法很好地把握极端情况。然而，对人类社会影响最大的往往是极端气候事件。总的来说，科学家可以向我们保证地球将继续变暖，但并不能告诉我们变暖的方向。正如研究人员所说："全球变暖背后的科学是明确的，但即便对气温上升的记录积累至 21 世纪末，也无法说明从现在到未来的长期路径。"[②]

人类现在和近期所能做的就是适应。现在想要减少未来 20 年气候变化对我们的影响已经太晚了。我们将承受正在发生的事情的后果。相比之下，减少二氧化碳排放的努力可以将气候变化的后续影响降到最低。如果我们不采取行动，气候变化的影响会更糟。科学家们认为，气候变化对健康的影响在 2050 年之前是相对可以减

[①] Enola Richet, «La chute historique des émissions de CO_2 en 2020 ne devrait pas se prolonger», *Le Monde*, 11 décembre 2020.

[②] Hannah Nissan, Declan Conway, "From Advocacy to Action: Projecting the Health Impacts of Climate Change", *PLOS Medicine*, 2018.

少的，但在 2050 年之后就难说了。

　　气候变化对健康的影响加剧了已经存在的不平等。气候的演变是不均衡的，气候的破坏也是不均衡的。这种不均衡在最贫穷的社会中尤其明显。政府间气候变化专门委员会预计，受气候压力影响最大的地区将承受最大的风险。比如，在粮食安全不稳定的地区，营养不良很可能会加剧。这些不均衡导致许多观察家谈论"双重气候不公正"或"环境不公正"，以归纳相关地区所面临的不公正现象：这些地区往往是全球碳排放量最低的地区，也是发展中最不占优势的地区，气候变化对它们产生的负面影响最深，它们却拥有最少资源以抵御这些影响。低碳排放国家遭受到不成比例的严酷环境变化，而且几乎没有抵御能力。大西洋岛屿上的小国几乎没有排放任何污染物，对气候变化也没有责任，但它们最容易受飓风的影响。① 这些飓风变得更强，夹带更多水汽，最重要的是，它们的移动速度变得更慢，这增大了它们对所经区域的破坏力。不平等也与火灾有关，火灾可能影响每个人，但并不是每个人都能以同样的方式进行灾后重建。出于诸多原因，火灾后的重建能力是由社会决定的。

　　气候变化也会对医疗活动产生负面影响。其影响是多方面的，而且是潜藏的。医院和诊所与我们的自然和社会环境其他部分一样，受到相同的限制。潜在的问题多种多样。有些药品在高温下很难储存。在极端情况下，能源不足会影响护理中心的运作。② 基础设施和供应链可能会被破坏。在一个气温只升高了 1℃ 的世界里，这些脆弱性已经显而易见。比如，有证据表明，美国的飓风会损害肺癌患

---

① J. M. Shultz, et al., "Double Environmental Injustice – Climate Change, Hurricane Dorian, and the Bahamas", *The New England Journal of Medicine*, 2020.

② Renee N. Salas, "The Climate Crisis and Clinical Practice", *The New England Journal of Medicine*, 2020.

者的预后，因为他们不能中断放射治疗，而飓风可能使他们无法继续这种治疗。[1]

　　气候风险是一种特殊的环境风险。它与大多数其他环境风险具有相同的特征，如人为来源或缺乏特异性。但它至少有 4 个不同于其他环境风险的特征。第一，它是一种元风险，包含了许多其他自然或人类环境风险。它会扩大污染的影响，增加极端事件的频次，促进微生物的传播或改变水和食物，从而加剧那些在它之前就已经存在的风险。第二，气候风险与地理的关系是前所未有的。没有比气候风险更全球化的环境风险了，它把所有人联系在一起，即使它的分布不均衡。在地球一端排放的二氧化碳会在地球另一端产生同样的温室效应。在气候变化之前，其他环境风险的影响只是局部的。第三，气候风险与时间的关系是非典型的。这是由于气候机制异乎寻常的庞大。温室效应理论在 19 世纪被提出，当时它对应的现实问题微不足道。20 世纪 50 年代以后，人类对地球及其气候的影响开始变得显著，但气温并没有立即上升。到 2021 年，气温较工业化之前升高了1℃多一点。气候变化花了很长时间才显现出来，而其他环境风险（如化学污染）则显现得更快。但气候变化正在发生，即便有一天我们能让它稳定下来，它也不会立刻停止。这是气候风险的第四个特征，即气候风险变得部分独立。无论二氧化碳排放量如何，气候都会继续变化。如果碳排放继续，它将变得更糟。大多数其他环境风险的来源一旦不再起作用，情况就会很快逆转，但气候风险并非如此。它确实是不可逆转的。这就是为什么《柳叶刀》气候工作组把自己命名为"倒计时"。

---

[1]　Leticia M. Nogueira, et al., "Association between Declared Hurricane Disasters and Survival of Patients with Lung Cancer Undergoing Radiation Treatment", *Journal of the American Medical Association*, 2019.

第十六章

新发感染

第二次世界大战后，人们对自己与微生物之间的关系做出了乐观的评估。人类社会的公共卫生措施和疫苗预防了大量感染。抗生素优于大多数其他药品，新药和新疫苗不断被研发。具有象征意义的是，一些影响人类健康的疾病得到了控制。专家们认为微生物问题几乎已经解决了。青霉素、脊髓灰质炎疫苗或抗结核药品的发明都助长了这种虚假的安全感。

微生物的终结？

乔治·罗森过早地预言了微生物疾病的终结。1963 年，约翰·霍普金斯大学流行病学家、世界卫生组织顾问艾丹·科伯恩（Aidan Cockburn）出版了一本名为《传染病的进化与根除》的专著。[1] 他解释说，在过去的 20 年里，根除微生物疾病的想法取代了更加保守的控制概念。耶鲁大学和哈佛大学甚至在 20 世纪 60 年代末关闭了传染病学系。[2] 1960 年获得诺贝尔生理学或医学奖的澳大利亚病毒学家弗兰克·麦克法兰·伯内特（Frank Macfarlane

---

① Aidan Cockburn, *The Evolution and Eradication of Infectious Diseases*, Johns - Hopkins Press, 1963.

② Frank Macfarlane Snowden, *Epidemics and Society. From the Black Death to the Present*, Yale University Press, 2019.

Burnet）也预测了微生物的终结。1971 年，他与大卫·O. 怀特（David O. White）合著了一本书，书中写道："书写传染病史几乎就像书写一个历史事件……我们对传染病未来最有可能的预测是，它将'苟延残喘'。"① 他们明确地补充道："威胁人类生存的一个古老危害已经离我们远去。"国际公认的传染病专家罗伯特·G. 彼得斯多夫（Robert G. Petersdorf）也有类似的想法。彼得斯多夫曾积极参与培训年轻的美国医生，是安东尼·福奇的导师之一，后者后来成为美国国家过敏症和传染病研究所所长。② 彼得斯多夫于1978 年写道："即使我个人热衷于研究传染病，我也无法想象我们额外需要 309 名传染病专家，除非他们花时间互相培养。" 3 年后，第一批罹患卡波西肉瘤和肺囊虫肺炎的年轻男性病例宣告了艾滋病开始流行。

弗兰克·斯诺登将 20 世纪中期至 1992 年③这段时期称为"乐观年代"。事实上，天花是唯一彻底消失的微生物疾病。斯诺登认为，两个事实错误使人们产生了微生物疾病可以被根除的错觉。一方面，研究人员对微生物世界的认识停留在静止的状态。他们忽视了病原体的不稳定性。这种不稳定性解释了微生物的扩展能力。专家们没有预料到，被根除的东西留下的空间可能会为其他微生物提供机会。人类与微生物的斗争可能经历不同强度的阶段，但永远不会停止。另一方面，人们抱有大自然具有"温和化倾向"的观念。人们认为，自然选择的压力会导致微生

---

① Franck Macfarlane Burnet, David O. White, *Natural History of Infectious Diseases*, Cambridge University Press, 1971.

② 安东尼·福奇任该研究所所长 40 多年，并在任期内为 6 位总统提供公共卫生危机咨询。在新冠疫情期间，安东尼·福奇成为被世人熟知的人物。

③ 1992 年是美国科学院关于新发感染的第一份报告发表的年份。这篇报告的标题是《新发感染：微生物对美国健康的威胁》。

物的毒性随时间的推移而减弱。有一种理论认为，自然界正在走向共生，即物种之间可以维持持久的和谐，甚至认为物种之间的关系是一种互惠互利的关系。这种错误理论的建立基于这样一个原则：最危险的微生物会杀死它们的宿主，从而阻断它们自己的传播和生存途径。我们现在知道，这一原则有时是正确的，但并不总是正确的，现实要微妙、复杂得多。登革热是最好的反例之一，它是由一种病毒引起的，当一个人再次感染时，这种病毒可能会变得越来越具有攻击性。第二波登革热往往比第一波更严重。

除了斯诺登强调的这两个事实错误，观察偏差和推理偏差也误导了 20 世纪的人类。首先，人们没有充分认识到，自 1940 年以来，新出现的感染人数实际上在不断增加。一些重要的疾病正在消退，但每 10 年出现的新微生物疾病都要比前 10 年的更多。[1] 另外，人们可能过于乐观。这使人忽视了与美好的预测结果相矛盾的事实。医生们常常错误地认为微生物疾病消退的趋势会持续下去。在舆论的压力下，他们也希望事实如此。每当新的治疗方法被发现，我们都能听到宣告癌症甚至阿尔茨海默病即将被根治的预言，这当然是不可能的。[2] 即便有一天这个预言真能实现，我们也还有很长的路要走。在这个"乐观年代"里，观察家可能会有这样一种印象，即最艰难的部分已经完成。他们认为，只需要付出很小的努力就能消灭微生物。事实表明情况并非如此。微生物学家约书亚·莱德伯格（Joshua Lederberg）试图纠正这种公众舆论，他于

---

① Kate E. Jones, et al., "Global Trends in Emerging Infectious Diseases", *Nature*, 2008.

② Amélie Yavchitz, et al., "Misrepresentation of Randomized Controlled Trials in Press Releases and News Coverage: A Cohort Study", *PLOS Medicine*, 2012.

1958 年（时年 33 岁）获得诺贝尔生理学或医学奖。莱德伯格提出了"新发感染疾病"和"再发感染疾病"这两个词。他的目标是向世界表明，必须摆脱这种"后微生物时代"的狂喜。他说："我们可以肯定，新的疾病必将出现，尽管无法预测它们将在何时及何地出现。"

莱德伯格是对的，有几个信号可能会让人们意识到这一点。除了新发感染疾病越来越频繁地出现之外，还出现了一些严重的流行病或大流行病。在两次流感大流行（1957 年和 1968 年）之后，艾滋病造成了历史上少有的全球性冲击。它的许多特征在此前几年几乎是不可想象的。第一，这种疾病是不治之症。抗艾滋病病毒药可以使人们的生活恢复到几乎正常的水平，但它们无法治愈或消除所有风险。① 第二，艾滋病不仅严重影响欠发达国家，也严重影响工业化国家，甚至出现在美国。第三，出于象征性的巧合，它的机制是由一种感染导致其他感染。这些继发性感染是机会性感染，也就是说，它们利用了艾滋病病毒引起的免疫缺陷。机会性感染在当时被认为是罕见病，甚至堪称医学怪谈。第四，艾滋病是历史上最严重的大流行病之一。到 2020 年，它已经造成 3500 万人死亡，另有 3800 万人感染。艾滋病的流行有可能超过黑死病甚至西班牙流感的大流行纪录。

此外，20 世纪末发生的三次流行病虽然较少引人注目，但同样重要。它们是：亚洲霍乱（1991 年）、印度瘟疫（1994 年）和埃博拉（1995 年）。我们不应该把这三种流行病视为意外，应该明白它们意味着什么：世界变得让人更容易生病了。

① 这一结论现已被改变。截至 2023 年 2 月，全球已有 5 位艾滋病治愈者，即长期停止治疗后，体内不再检测到 HIV-1 病毒。——译者注

传染病发生的机制

人类与微生物之间的关系开始于大约 12000 年前。在新石器革命期间，狩猎采集者不再游牧，他们定居下来形成村庄。之后，他们通过驯服动物开启了与动物的亲密关系，开始有意识地改变自然环境，这种改变在很久以后将变成一种大规模的操纵。与动物的持续接触使我们有可能观察到第一次动物地方病①，并产生第一次人畜共患病，即能够传染给人类的动物疾病。从第一种人类传染病出现开始，动物便参与传染病传播。我们所知道并影响我们的微生物已经在地球上存在了数千年，人类传染病即便不直接来自它们，至少也来自它们的祖先。在很长一段时间里，这些微生物没有引发人类疾病，更不用说引发流行病了。正是物种之间的亲近使物种间微生物传播成为可能。人类与动物之间的亲密关系为宿主的变化创造了新的机会。由此产生的感染成倍增加并蔓延开来。它们经常影响历史进程，造成无数疾病和死亡。

传染病的参与者是微生物、宿主和环境。它们之间的协作是必不可少的。如果它们之间产生分歧，微生物疾病的历史就无法上演。在协作的背景下，任何事情都是可能却可变的。最好的协作催生最严重的问题。第一个参与者是微生物。所有类型的病原体都可能出现，但大多数是病毒，后者给我们带来了最大的问题。其他病原体——细菌、寄生虫、真菌等——构成的威胁较小。病毒是紧凑的基因组，要么是 DNA 基因组，要么是 RNA 基因组。这个基因组与蛋白质有关，有时也与脂肪有关。病毒本身并不是

---

① 我们称其为地方性兽疫（les enzooties）。

活的有机体。它们独自存活，只能在可渗透的活细胞内繁殖。要做到这一点，宿主细胞还需要具有复制病毒基因组并将其转化为病毒蛋白质的能力。在分子层面上，病毒只是遗传程序，但它们能为自己的利益改变细胞机制。它们唯一的目标就是制造自己的复制品。

人类的生物学特征和行为特征对微生物疾病的出现和持续存在至关重要。这些特征影响人类感染和传播疾病的能力。人的旅行、约会、工作、睡觉的方式都可能影响传染病历史。

传染病的历史就像一套漫长而多样的剧集。动物与人的接触第一次引发感染时，环境就已经扮演了重要角色。此后，环境在剧情的其余部分发挥促进感染的作用。重要的是，人类活动使环境有利于流行病的传播。或许只有天气拥有相对独立的环境特性，其他环境因素都在人类活动的压力下直接引发问题，比如自然退化、土地使用问题或缺乏公共卫生设施。

我们可以把传染病的出现和发展比作一部经典的"三部曲电影"。通常情况下，这部"电影"并不存在，因为"三部曲"中的一部通往生物学上的死路，一切都将在那里结束。"第一部曲"是宿主的变化，即从动物到人的转变，它被称为转换（switch），在法语里也同样使用这个词。这显然是新疾病产生的最大谜团之一。目前我们还不清楚微生物是如何改变种属来感染人类的。宿主转换通常源自突变，英国人称之为"适应性峡谷"（fitness valley），这是一个很难翻译的术语，意思是微生物必须找到自己的路径，才能同时感染供体和受体物种。"适应性峡谷"的深度与物种屏障相对应。它越深，物种屏障就越难以跨越。换句话说，微生物需要进行大量的适应性演化才能实现宿主转换。而在"适应性峡谷"较浅的情况下，供体和受体之间有许多相似之处，需要的调整较少，有助于宿主转换。

"第二部曲"是人与人之间的微生物疾病传播。它与"第一部曲"一样复杂和不易理解。通常情况下它不会发生，并且会走向"死胡同"。即便微生物出现，如果无法传播，它们也不会持续存在。传播的途径有四种：呼吸道传播、消化道传播、某种媒介传播，或稀释到环境中，即污染水和食物。微生物还必须利用我们的一些生物机制①。如果传染环节没有形成完整的链条，微生物疾病就无法形成，更不会有暴发的风险。微生物必须确保它们的持续传播才能生存。

我们认为，这部"电影"的"第一部曲"的"剧情"相对复杂，"第二部曲"的"剧情"则很少发生。病毒更容易通过动物传染给人类，而不是从一个人传染给另一个人，这在一定程度上保护了我们。我们尚不清楚产生这种现象的原因，但无论如何这种现象是一件好事。

最后，即便"第二部曲"的"剧情"在生物学上可行，疫情暴发也不是必然的。微生物疾病出现时，它还需要更多条件才能持续存在。流行病的发生取决于两个主要决定因素——人类行为和环境。

人类行为是过去每次流行病和大流行病发生的第一个重要决定因素，未来的流行病也将取决于它。当人类聚集在一起、保持亲密关系或移动时，感染风险会增加，人甚至直接暴露在传染病环境中。人口增长和人口密度增大是造成这种暴露的因素。人类之间的距离越近，疾病传播的可能性就越大。这是城市死亡率高于农村的主要原因，这一特征在历史上是稳定的，直到最近才被逆转。大多数流行病病例集中在城市，一些城市的名字已经成为传染病历史的

---

① 生物机制指免疫、遗传和细胞机制。

一部分，如雅典瘟疫、伦敦霍乱等。性行为是另一种可能发挥重要作用的活动，它是艾滋病大流行的"加速器"，而艾滋病病毒自19世纪末或20世纪初就已经存在了。最后，当人类移动时，微生物也会随之移动，并找到新的"客户"。流行病的地理分布几乎总是跟随人类的旅行足迹。黑死病（1347~1348年）和1832年的霍乱沿着海路和陆路贸易路线传播。霍乱从印度传播到欧洲，然后再蔓延到整个西方。当时的人们相信瘴气，完全不知道微生物的存在。但很明显，霍乱是随马车和船只而来的。它的传播在冬天减速，在旅行变得更容易的夏天加速。1889年的流感大流行也是从东到西、从亚洲到欧洲，最终传播到世界各地。1957年的流感通过船运传播，11年后，发生了第一次通过飞机传播的大流行病（也是流感）。

传染病传播的第二个重要决定因素是上文多次提及的环境。我们对环境的影响为流行病提供了机会。社会形态、贫困、冲突、社会动荡都是可能影响微生物疾病传播的环境特征。森林砍伐导致了寨卡病毒的出现；高速公路网帮助艾滋病病毒——通过卡车上的性交易行为——传播。

在这部"电影"中，微生物是邪恶的"反派"。这确实是事实，但故事里拥有最大影响力的是人类自己。我们对第三个参与者，即环境，施加了巨大的影响。我们参与编写了剧本。微生物是天然产物，而流行病是人类社会的产物。大流行病时代是我们自导自演的"作品"。

大流行病时代

21世纪是大流行病的世纪。目前，已经发生了四场大流行病，以及其他影响较小的流行病。H1N1流感（2009年）、基孔肯雅热

（2014 年）、寨卡病毒病（2015 年）和新型冠状病毒感染（2020年）在短短的 11 年里相继发生，包括一次巨大规模的大流行病。自 2014 年以来，埃博拉病毒在非洲反复出现，相当于一种准大流行病。之前出现的与冠状病毒SARS-CoV-1 相关的 SARS 几乎导致了大流行病，强制性的公共卫生措施使其消失，但这在 SARS-CoV-2 的疫情中不起作用。病毒学家预计，大流行病将会从偶发事件变成统计学上的常见现象。

这种流行病的聚集不应使我们感到惊讶。流行病不是自然灾害，与偶然性没有太大关系。偶然事件当然存在，但在整体规模上只起到很小的作用。流行病和大流行病是一系列因果关系的后果，这些因果关系推动流行病和大流行病在今天的工业世界中成倍增加。在所有相关因素中，只有少数是非人为因素。美国国立卫生研究院的大卫·M.莫伦斯（David M. Morens）与美国国家过敏症和传染病研究所主任安东尼·福奇认为："随着社会规模扩大和复杂性的提升，我们为基因不稳定的传染因子创造了无穷的机会，让它们出现在我们持续创造的生态空缺中。"[1] 有一个现象可以解释病毒加速传播，那就是生物多样性的崩溃。几千年来，人类一直在导致物种灭绝，但现今物种消失的速度比以前快 100~1000 倍。[2] 专家们预计，这种加速将以同样的规模持续下去。当物种灭绝时，依赖物种生存的病毒就会受到影响，它们会被迫适应并改变宿主。这类病毒具有进化优势。因此，野生物种数量的减少导

---

[1]　David M. Morens, Anthony Fauci, "Emerging Pandemic Diseases: How We Got to COVID-19", *Cell*, 2020.

[2]　Aditya K. Khetan, "COVID-19: Why Declining Biodiversity Puts us at Greater Risk for Emerging Infectious Diseases, and What We Can Do", *Journal of General Internal Medicine*, 2020.

致了人类病毒的增加。

还有两个事实令人担忧：人类更加脆弱，拥有的"武器"也越来越少。第一，人类的脆弱性来自在短短几十年里积累的大量慢性疾病。这些疾病不仅有其自身的并发症，还会使患者在面对可能遇到的其他疾病时变得脆弱。新冠疫情就是最糟糕的例子。SARS-CoV-2之所以引起我们的注意，是因为它几乎专门伤害工业化人口。它的死亡率不成比例地集中于老年人、肥胖症患者、糖尿病患者和高血压患者。

第二，我们拥有的"武器"少得可怜。一方面，在抗菌药方面的创新太少；另一方面，人对现有药物的耐药性只会让情况变得更遭。逐渐退出市场的抗菌药比进入市场的新抗菌药要多，市场本身也随着病原体的增长而增长。这种局面显然对我们不利。抗菌药的耐药性和抗菌药本身一样古老。亚历山大·弗莱明早在1945年就警告过我们。当他因发现青霉素而获得诺贝尔奖时，他建议研究人员开发这种药时需保持谨慎，因为对青霉素敏感的细菌可能不会永远敏感。从那以后，这个问题就一直存在。抗菌药的耐药性是一个永远无法消除的威胁。只要人类研发抗菌药，病原体就会产生耐药性。

耐药性可以被改变，但不能完全避免，其中有两个原因。第一个原因是：耐药性是微生物固有的变异能力带来的。这些变异经常给它们带来进化上的优势，对抗它们遇到的生存威胁。这是一种精确的微生物的达尔文主义进化行为。在耐药性产生的过程中，抗菌药发挥了一定作用，但众所周知，这些变异在没有药物作用的情况下同样会发生，因为微生物会自然地进行斗争。对从永冻土样本中分离出来的细菌的研究表明，抗性基因早在30000年前就存在了。[1]

第二个原因是：人为因素，即从一开始就存在的药品不当使用

---

[1]　Vanessa M. D'Costa, et al., "Antibiotic Resistance Is Ancient", *Nature*, 2011.

也导致耐药性。所有药品的理想使用与实际使用之间都存在差距。每个政府机构和医学学术团体都在努力实现药品的最佳利用。它们这样做既有经济上的原因，也有医学上的原因。就传染病而言，对抗菌药的不当使用无疑促进了耐药病原体的出现。抗菌药的缺点和过量使用都可能导致这种耐药性。耐药性并不是由抗生素创造出来的，但错误的处方加速了耐药性的产生。最典型的情况是过度处方，比如对支气管炎或某些中耳炎等病毒性疾病使用抗菌药，顺便说一句，这些疾病通常属于良性病变。抗生素不能治愈这些疾病，甚至无助于治愈这些疾病，但它们推动了耐药病原体的出现，而这无法马上被观察到。结核病则是抗生素使用不足的例子。它的治疗过程漫长，针对的是经济上不宽裕的人群。虽然治疗通常需要 6~12 个月，但患者往往在发现症状减轻后立即停止治疗。这导致他们在不知情的情况下分离出更容易产生耐药性的细菌菌株。

农业也助长了微生物耐药性。据报道，3/4 的美国抗生素市场被兽用抗生素占据。这种药主要是为了促进动物的生长，这意味着给药剂量低于治疗剂量。虽然动物不需要治疗，但人们认为，减少环境细菌的数量可以帮助动物长得更大、更快。这些相对较低的剂量同样增加了耐药性产生的风险。

不可预测

人类社会产生了大量流行病，但人类始终无法预测或控制它们。莫伦斯和福奇认为："对于许多新出现的感染，我们基本上无法预防和控制。"① 人类知道新的微生物疾病一定会出现，但不知

---

① David M. Morens, Anthony Fauci, "Emerging Pandemic Diseases: How We Got to COVID-19", *Cell*, 2020.

道它们何时出现。正如安东尼·福奇在另一篇文章中所述，试图猜测哪种微生物会导致下一次疫情更像一门艺术，而不是科学。艾滋病病毒、SARS 病毒和寨卡病毒都不曾被预测，SARS-CoV-2 亦是如此。我们的技术手段无法预测或检测问题病原体。一旦它们出现，人类和机器都无法阻止其传播。人类可能最终获胜，但一开始肯定是微生物占上风，因为它们拥有快速适应能力。有时我们的所谓“胜利”只是因为运气好。比如，中东呼吸综合征冠状病毒（MERS 病毒）之所以没有引起大流行，主要是因为这种病毒的人传人效率低下。即使是像流感这样的已知疾病，我们似乎也不可能预测其从正常流行病到大流行病的转变。据估计，在 1000 年里发生了 20 次流感大流行，每一次都让人类感到意外。寨卡病毒是一种没有人预料到的典型大流行病。它是黄病毒科黄病毒属家族成员，寨卡病毒已经为人所知几十年了，但此前从未在人类中流行。寨卡病毒产生了比以前更强的致病性，很有可能源自一种突变。2015 年，寨卡病毒以大流行的方式在热带地区突然传播。数百万人被感染，成千上万的婴儿失去生命或罹患小头综合征。

新发感染疾病肯定会出现，但我们不可能针对它们实行任何预防性举措。这种错位产生了最令人焦虑的难题。我们知道会有麻烦，但也知道自己无能为力。战胜一种疾病只是暂时的解脱，因为这首先意味着等待下一种疾病的到来。为了减少疾病反弹及其影响，我们需要有足够的创造力，来构建一个不再由人类主宰的世界。

结　语

　　安格斯·迪顿用"逃亡"来形容人类对从不健康和贫困中拯救自己的执着。"我的大逃亡故事是一个积极的故事。"迪顿所著的《大逃亡》（*La Grande Évasion*）的后记就是从这句话开始的。这本书于 2013 年出版，我们不知道迪顿今天是否还会写下同样的句子。的确，在过去大约 270 年里，人类健康的延展是惊人的。它明显地体现在寿命的延长上，使人类得以从数千年来的停滞中挣脱出来。人类平均寿命在这段时间里增加了 2 倍。预期寿命曲线的规律具有误导性，它显示的连续性实际上依赖于不连续的原因。回顾健康的 4 个决定因素——生物学、医学、环境和行为——人们意识到，人类健康的延展是通过一系列不断变化的决定因素实现的。

　　粗略地说，预期寿命曲线的第一个主要部分对应着 1750～1950年，健康的延展基于公共卫生措施。这些措施成功地通过抑制微生物降低了环境危害，使人们获得更清洁的水资源和更丰富的食物。福格尔证明了营养摄入的改善是多么重要。天花疫苗的研发也使根除一种可怕的、致命的疾病成为可能。

　　4 个健康延展的要素——卫生设施、清洁水资源、营养、疫苗接种——都与环境决定因素有关。它们都是整体论逻辑的一部分，这种逻辑首先无意中拯救了渺小的人类。在"逃亡"的第一阶段，其他决定因素并没有发挥多大作用。通过基本的公共卫生措施，人类的寿命已经增加了 1 倍多。顺便说一下，这些公共卫生措施的效果非常好。在人口平均预期寿命较短的时期，延长几年寿命并不是一件太难的事。与我们现在花在延长寿命上的钱相比，最初的健康收益成本低廉。规模效应在其中起到了一定作用。S. 杰·奥贤斯基（S. Jay Olshansky）是芝加哥大学公共卫生学院的教授，他认为预期寿命的增加直到 20 世纪中期都是相对容易的，但人们必须做好心理准备，这种情况不会再发生了，因为历史并不总会重演。

历史确实没有重演。第二次世界大战后，几乎一切都变了，但预期寿命曲线的形状没有变。孩子们得到了保护，顺利长大。与此同时，工业化社会的成年人又开始生病了。公共卫生做出了很大的贡献，医学研究也取得了长足发展。两者的机制完全不同，但效应一致。医疗保健系统和制药业都变得更加完善。心血管疾病和癌症的治疗效果慢慢得到了确定。工业化阶段的人类继续"逃亡"。他们的寿命延长了，但这并不是终极目标，因为生命的数值并不是唯一重要的变量。医疗护理提升了人们的活动能力和自我感觉。卫生健康支出的回报率有所下降，但经济增长为它提供了支持。为了说明卫生健康支出回报率的下降，奥贤斯基谈到了死亡率表中的熵。[①] 熵体现一个系统越进化就越难进化的事实。熵越高能量就越分散，可用的能量就越少。熵意味着将预期寿命从 83 岁提高到 84 岁比从 80 岁提高到 81 岁的难度大得多，需要巨大的投入。技术和经济促成了对抗熵约束的努力。

但工业社会的发展带来了两个严重的元问题：新的环境风险（污染和气候变化）和行为风险。第一，人类在对环境进行消毒的同时也在污染环境。二氧化碳排放引起了气候变化，其影响已经变得显著，而这仅仅是个开始。第二，吸烟、酗酒、缺乏运动和不良

---

① S. Jay Olshansky, Bruce A. Carnes, "Inconvenient Truths about Human Longevity", *Journal of Gerontology*, 2019.

饮食习惯使慢性疾病的发病率提高甚至成倍提高。这些慢性疾病被容忍了。我们没有试图直接消除它们，而更倾向于解决它们的并发症。

1950 年后这种好坏参半的健康发展情况表明，决定因素之间的相互作用变得更加复杂。微生物风险被其他环境风险所取代。行为风险的维度也发生了变化。一个新的事实是，环境因素和行为因素之间的界限变得越来越模糊。一些被认为与生活方式有关的行为不再只是个人选择的结果[1]，它们还受到被人类活动改变的环境的影响。肥胖就是一个例子。传统观点认为肥胖源自饮食过量（行为）和/或先天因素（生物学）。但现在我们知道，儿童接触化学物质会增加肥胖的风险。因此，肥胖也应该被视为一种环境疾病。

此外，随着寿命的延长，生物学有了更多机会发挥其作用。人口老龄化越严重，生物特性在死亡的风险因素中的作用就越大，首先因为它争取到更多的时间去发挥作用，其次因为老年人对所有风险因素都更加敏感。70 岁以后，生物学表现呈指数级增长，其他决定因素几乎不再具有影响。当我们老了之后，之前的生活方式就没那么重要了。生物学层面的衰老几乎独立于除时间之外的一切其他因素。最后，医学拥有了它从未有过的重要性，而且在很大程度上体现出正面意义。总的来说，全球卫生问题变得极端复杂。

医学的发展促进全球卫生出现了 3 个重要的新特点。第一个新特点是，全球卫生给人类带来一种严重倒退。自 18 世纪中期以来，人类健康总体上是持续延展的，尽管总有一些薄弱环节拉低整体水平。现在的情况则有所不同。几十年来，医药领域蓬勃发展，寿命

---

[1] Peter D. Sly, et al., "Health Consequences of Environmental Exposures: Causal Thinking in Global Environmental Epidemiology", *Annal of Global Health*, 2016.

因此不断延长，于是人们被错觉引导。人类健康的全球图景是如此复杂，难以概括，但它积累了许多倒退的迹象。倒退首先是量化的：统计数字不容乐观。一些富裕国家的人口死亡率上升，寿命缩短。慢性疾病的增加不仅仅是由于衰老。简言之，风险及其影响正在增加。一些观察家指出，许多欠发达国家的人口寿命继续延长，但他们忽视了这些国家的慢性疾病的影响，统计效果可能不会立即显现，但肯定迟早会显现出来。这是一个附加问题。倒退也是质化的。正是这种质化表现让人意识到人类健康状况正在倒退。之前的危险又回来了，气候和传染病问题再次占据主导地位。我们曾经变得强壮，但由于各类慢性疾病，现在生理上变得脆弱了。

另一个附加问题是，不同的风险相互作用，形成对我们更加不利的局面。英国人用"完美风暴"（perfect storm）这个词来表述这种现象，形容所有的因素结合在一起，共同动摇甚至推翻一种既定的状态。我们也可以称之为"大崩溃"（grand écrasement）[1]。人类制造的所有风险到最后都反过来危害人类自身。

全球卫生的第二个新特点涉及反向利润法则。这个词是由一些批评药品市场的研究人员发明的。[2] 他们认为，随着药品使用范围的扩大，药品利弊之间的平衡往往会发生变化。在积极的临床试验中，药品利大于弊，但一旦进入市场，监管不力和滥用将使它们的效用逆转。这一现象因此被称为"反向利润法则"。21世纪的全球健康似乎形成了一个新的反向利润法则。许多原本对我们有利的因素变成了压力因素。人类曾经几乎对其生存环境实现了灭菌，之后

---

[1]　即英文的"big crunch"。

[2]　Howard Brody, Donald W. Light, "The Inverse Benefit Law: How Drug Marketing Undermines Patient Safety and Public Health", *American Journal of Public Health*, 2011.

又再次污染甚至毒害了它。资源非但没有得到充分利用，反而正在枯竭。18 世纪，食物尤其是肉类的稀缺性成为导致人类过早死亡的主要原因。今天，我们吃掉了太多的动物，到 2021 年将有 10 亿成年人超重。医学的效率不高，而且医学有时会偏离正常的发展方向。在经历了一个平衡的时代之后，所有曾经缺失的东西都变得过量了。

全球卫生的第三个新特点是，经济与卫生条件之间的关系变得不同。长期以来，经济活动与人口健康之间的联系一直依赖于时间视角。在 t 时间点上，经济活动与人口健康一度是对立的关系，但从长远来看，它们是协作关系。卫生与经济之间总是在同一时间段内存在对立关系，因为经济发展对卫生产生负外部性。仲裁是必要的，除了上文已经描述过的巨大变化之外，经济往往占据上风，这是可以理解的。如果我们想促进医疗卫生发展，就必须加大对医疗卫生事业的投资或制定提高成本、暂时影响经济的标准。但从长远来看，两者的关系是积极的。人口健康有利于经济发展，经济繁荣也是人类发展包括健康状况改善的条件之一。经济使人类有了更好的住房、食物以及得到更好的治疗。总之，经济发展和卫生条件发展短期交替进行，相互提高。然而数据表明，这一长效的健康经济学定律今天已经失去了其有效性。经济发展不再能预示健康状况的改善。通过损耗和毒害环境、改变气候，经济发展使人类过度暴露在危险中，随之而来的疾病使人类变得脆弱。经济发展仍然是改善人类健康方案的核心，但经济必须得到重建。

*

新冠疫情说明了世界是如何运作和失灵的。它不是类似地震的自然灾害。它的象征意义和心理意义是巨大的，它的价值也是全面的。新冠疫情是人类纪的产物。它让我们看清楚自己。在不到一年的时间里，至少有 5 个事实变得显而易见。第一，它的起源绝非偶然。病毒大流行是一种低随机性和高确定性的现象。它可能开始于任何地方，也可能源自某种（更危险的）病毒，但它肯定与我们和环境的关系有关。人类与野生动物之间的亲密关系，以及早已被各种研究详细论述的生物多样性的破坏，是病原体出现的主要风险因素。

第二，面对健康风险，新冠疫情强调了人类历史上的两个常量：否认和遗忘。在风险成为现实之前，我们往往会低估它们。当它们来临时，我们试图把它们消除。

第三，新冠疫情以我们的脆弱性为目标。我们的世界已经变得严重老龄化，健康状况也不容乐观。老年人和患病者感染 SARS-CoV-2 后的死亡率要比其他人群高得多。可能从来没有一种微生物疾病如此针对老人或肥胖者。普通人群与 80 岁及以上人群的新型冠状病毒感染致死比例约为 1∶100，甚至 1∶200。

第四，人类发现自己的社会缺乏灵活性。现在的人口比以往任何时候都多，也更集中，基础设施很复杂，人们相互依赖。新冠疫情已经显现的后果和政府采取的公共卫生措施让人们预料到，反复和长期冲击将会带来什么影响。

第五，从积极的角度来看，新冠疫情让我们明白自己可以做些什么。每个人都可能对医疗工业综合体突然表现的有效适应印象深刻。医院和护理人员重新启动，医疗系统没有崩溃。制药商已经重新调整了生产方向，启动了数百个疫苗开发项目。一些具有高度保护作用的疫苗在不到一年的时间里得到了验证，尽管有评论者声称这是不可能的。

＊

一本以当下情况作结尾的历史书写到这个部分，通常会尝试做出预测和给出"处方"。预测是历史学家的经典禁忌[①]；开处方则是医生的职责之一。我们不可能知道接下来会发生什么，在这种情况下坚持给出建议是毫无意义的，更何况这种建议并不需要任何创造力。"处方"已经有了。一些机构如世界卫生组织和研究小组一直努力制定全球卫生复兴策略，这些机构之间已经达成了共识。未来的行动路径是清晰的，问题能够被解决。我们可以谨慎地假设，无情的新型冠状病毒感染将像其他流行病一样重塑世界。大流行病迫使我们正视这一点。意识上的冲击可能会引发人类所需要的全球卫生运动。这一卫生运动的目标众所周知：抑制污染、加速能源转型和摆脱化石燃料、降低居住密度、重新审视城镇化、强制使用电动交通工具和开展体育运动、规范农业和土地使用、减少肉类消费。实现这些目标的途径已经存在。无论对健康有害的产品是能源类的还是食品类的，其市场价格之所以过低，只是因为制造商没有在定价时将这些产品所引起的健康成本计入总成本。如果考虑到改善健康状况所带来的经济效益，我们就会发现，卫生运动所提议的改变的成本比不改变的成本要低。[②]

各国针对这些目标努力，将给自己带来 4 个主要益处。第一，世界重大问题的谱系清楚地显示出它们的共同关系。所有大灾难都

---

① 他们常称之为"预言"。历史学家的另一个禁忌是时代错置，即用当下的文化准则来解释过去。

② Diarmid Campbell-Lendrum, Annette Prüss-Ustün, "Climate Change, Air Pollution and Noncommunicable Diseases", *Bulletin of the World Health Organization*, 2019.

是拥有共同"长辈"的"表亲"。污染、气候变化、新发感染和慢性疾病都有相同的来源。这些共同的来源几乎都在健康之外的领域。一些科学团体甚至用 synepidemie（流行病的协同作用）来描述营养不良、肥胖和气候变化的汇集点。① 这种关系有一个深刻的含义：解决少数问题产生的原因便可以同时解决所有问题。科学家们称之为"共有利益"（co-bénéfices）。消除使用化石燃料的交通方式将改善空气质量，维护正常气候，并促进体育运动。减少肉类消费将减少二氧化碳排放，减少森林砍伐，并使食物更健康。

第二个益处是第一个益处的结果，即我们有机会改善卫生健康支出的回报率。我们的资源有限，不可能在健康上花费我们预想的那么多资金。卫生健康支出总是与教育、司法和安全等其他主要国家支出有对立关系。我们知道，至少自第二次世界大战以来，卫生健康支出的回报一直在减少。医学只占健康决定因素的 10%～20%②，剩下的 80%～90% 是基于环境和行为的决定因素，而这些因素又嵌入社会决定因素。依据上文提出的建议和其他公共卫生干预措施进行投资，我们将获得更好的回报。我们将进入一个良性循环，因为更好的健康状况将带来更多的价值，这样我们可以将更多的资源重新分配到医疗保健领域，如此循环往复。

第三，一场新的卫生运动将使我们更接近奥贤斯基提出的目标：延展健康而不是延长寿命。③ 奥贤斯基认为，我们不应该执着

---

① Boyd A. Swinburn, et al., "The Global Syndemic of Obesity, Undernutrition, and Climate Change: The Lancet Commission Report", *The Lancet*, 2019.

② Sanne Magnan, "Social Determinants of Health 101 for Health Care: Five Plus Five", *National Academy of Medicine*, 2017.

③ S. Jay Olshansky, "From Lifespan to Healthspan", *Journal of the American Medical Association*, 2018.

于长寿，而应该专注于生命所包含的内容。衰老和死亡不可避免，但许多疾病是可以预防或推迟的。通过边缘化这些疾病，我们可以拥有更好的功能器官和感受。这样做的机械性结果无疑是寿命的延长，但这本身并不是目的。我们的器官机能与当前预期寿命相对应。人类器官会适时发生劳损和功能降低。有些器官可能会让我们活得更久，[①] 但人类的功能性最终会被衰退的器官降低。当器官出现问题时，具体的缺陷决定了医学的未来发展方向。医学试图弥补大量缺陷，由此得以推迟身体机能衰退和死亡。但是再好的身体也会被疾病击垮，即便某些疾病消失，也必定会有新的疾病取代它们。这些新出现的疾病是由衰老引起的，更难治疗。通过延长寿命，人类发现了疾病的多样性。人类与心血管疾病和癌症的斗争为神经系统退行性疾病提供了空间，其中最著名的是阿尔茨海默病。奥贤斯基并未表示我们应该放弃与癌症或心血管疾病的斗争，但他确实建议，重新关注健康的延展而不是寿命的延长，才会让人类生活得到改善。

最后，这场全球卫生运动将提供意义和愿景。显然，由于惰性，迅速且努力地落实全球卫生运动的措施只是一种幻想，但它们也并不是什么难以企及的创新举措。自人类开始活得更久以来，每一代人都在为下一代的健康做准备。最近的几代人正努力解决全球重大健康问题。一种心态上的改变似乎正在发生，这有可能导致有利的结果。社会科学和人文学科的研究表明，只要国家获得25%的公众支持，就足以改变社会规范。[②] 全球卫生运动永远不可能取得完美的成效，因为一些困难是无法绕过的；我们

---

① 比如，与肾脏、心脏、关节和大脑相比，肺和肝脏似乎不那么容易衰老。

② Damon Centola, et al. , "Experimental Evidence for Tipping Points in Social Convention", *Science*, 2018.

甚至无法保证这场运动能为人类带来任何好处。但我们可以向加布里埃尔的祖父保证，一切都是为了让这个世界给他的孙女带来更好的健康状况。

2021 年 2 月 8 日，巴黎

致 谢

在撰写本书的过程中，我得到了很多人的大力支持。

首先要感谢我的编辑多萝泰·屈内奥（Dorothée Cunéo），感谢她持续且高效的协助。还要感谢菲利普·科林（Philippe Collin）当初安排了我和她会面。感谢 Denoël 出版社的整个团队，特别要感谢玛丽·克莱尔（Marie Clerc）。

谢谢那些好心花时间重读一部分或全部初稿，并提供建议的朋友们：乔伊·哈芬（Joy Raffin）、玛德琳·卡韦特-布兰查德（Madeleine Cavet-Blanchard）、珍妮·巴伦（Jeanne Baron）、琳达·雷阿兹（Linda Rehaz）、皮埃尔·布兰查德（Pierre Blanchard）、埃里克·布朗（Eric Braun）、斯蒂芬·米拉尔（Stéphane Mulard）、让-大卫·贝尼舒（Jean-David Benichou）、热雷米·勒菲弗（Jérémie Lefèvre）、斯蒂芬·弗卡（Stéphane Foucart）、亨利·伯杰（Henri Bergeron）和马修·兰纳（Mathieu Laine）。

感谢我在写作过程中咨询过的所有人：帕特里克·齐尔贝曼（Patrick Zylberman）、威廉·达波（William Dab）、让-巴蒂斯特·弗雷佐、伊曼纽尔·布兰查德（Emmanuel Blanchard）和纪尧姆·拉舍纳尔（Guillaume Lachenal）。

特别感谢我的朋友菲利普·哈沃（Philippe Ravaud）。他是一位杰出的有学术背景的企业家，我与他就书稿及其进展进行了广泛的交流，他给我提出了非常宝贵的建议。

还要感谢我的助理安琪莉可·勒科雷（Angélique Le Corré），

她每天为我带来必不可少的帮助。感谢杰罗姆·拉沙尔穆瓦斯（Jérôme Lacharmoise），他为我使用书中的图和表提供了帮助。

感谢倾听并支持我完成这本书的朋友们：萨曼莎·耶路撒莱米（Samantha Jérusalmy）、奥萝尔·布赖恩德（Aurore Briand）、伊芙·梅拉德（Eve Maillard）、雷亚·里弗（Léa Riffaut）、朱莉·萨尔法提（Julie Sarfati）、马奥·勒孔特（Mahaut Leconte）、安娜·奥斯杜瓦（Anne Osdoit）、玛丽·帕蒂屈艾诺（Marie Petitcuenod）、辛西娅·卡玛米-列维（Cynthia Kamami-Levy）、文森特·德帕拉德（Vincent de Parades）、大卫·博卡拉（David Boccara）、西里尔·图布勒（Cyril Touboul）、帕特里克·帕帕兹昂（Patrick Papazian）、皮埃尔-伊夫·吉奥法尔（Pierre-Yves Geoffard）、米夏埃尔·拉腊尔（Michaël Larrar）、库洛施·达瓦帕纳（Kourosh Davarpanah）、威廉·潘布伦（William Pambrun）、玛努埃尔·拉尼（Manuel Lagny）、萨米埃尔·列维（Samuel Levy）、亚历山大·勒纽特（Alexandre Regniault）、克里斯蒂安·德·佩尔图利斯（Christian de Perthuis）和莱昂内尔·巴斯克勒（Lionel Bascles）。

感谢托马斯·伦敦（Thomas London），他无意中给了我扩展本书主题的想法。

特别怀念 2020 年去世的克劳德·勒庞（Claude Le Pen），并致敬他的家人，尤其是琳达和拉法埃尔。

感谢我的父母和其他亲人。感谢阿丽亚娜和我深爱的孩子海伦娜与阿莱克斯。

参考文献

第一章
从史前到前工业化时代：预期寿命 30 岁

专著

DEATON Angus, *La Grande Évasion. Santé, richesse et origine des inégalités*, PUF, 2015.

论文

BOYCE Niall, "Bills of Mortality: Tracking Disease in Early Modern London", *The Lancet*, 2020.

MORABIA Alfredo, "Epidemiology's 350th Anniversary: 1662−2012", *Epidemiology*, 2013.

第二章
1750～1830 年：健康状况得到初步改善

专著

BERGERON Henri, CASTEL Patrick, *Sociologie politique de la santé*, PUF, 2018.

FOUCAULT Michel, *Naissance de la biopolitique. Cours au Collège de France, 1978−1979*, EHESS/Gallimard/Seuil, 2004.

MORELLE Aquilino, TABUTEAU Didier, *La Santé publique*, PUF, coll. « Que sais-je? », 2017.

ROSEN George, *A History of Public Health*, MD Publication, 1958.

VALLIN Jacques, *Annales de démographie historique*, Société de démographie historique et EHESS, 1989.

论文

HENRY Louis, BLANCHET Didier, «La population de l'Angleterre de 1541 à 1871», *Population*, 1983.

JULIA Chantal, VALLERON Alain-Jacques, "Louis René Villermé (1782 – 1863), a Pioneer in Social Epidemiology: Re-analysis of his Data on Comparative Mortality in Paris in the Early 19th Century", *Journal of Epidemiology and Community Health*, 2011.

第三章
主动免疫

专著

DACHEZ Roger, *Histoire de la médecine. De l'Antiquité à nos jours*, Tallandier, 2012.

SNOWDEN Frank, *Epidemics and Society. From the Black Death to the Present*, Yale University Press, 2019.

论文

BERNOULLI Daniel, «Essai d'une nouvelle analyse de la mortalité causée par la petite vérole, et des avantages de l'inoculation pour la prévenir», *Histoire de l'Académie royale des sciences*, vol. III (2), Imprimerie nationale, 1766.

GASSMAN Audrey L., *et al.*, "FDA Regulation of Prescription Drugs", *The New England Journal of Medicine*, 2017.

JENNER Edward, "On the Origin of the Vaccine Inoculation", *D. N. Shury*, 1801.

PODOLSKY Scott H., KESSELHEIM Aaron S., "Regulating Homeopathic Products – A Century of Dilute Interest", *The New England Journal of Medicine*, 2016.

第四章
1830～1880 年: 工业化与健康

专著

DACHEZ Roger, *Histoire de la médecine. De l'Antiquité à nos jours*, Tallandier, 2012.

ENGELS Friedrich, *Die Lage der arbeitenden Klasse in England*, Wigand, 1887.

STECKEL Richard H. , FLOUD Roderick (dir.) , *Health and Welfare during Industrialization*, University of Chicago Press, 1997.

VALLIN Jacques, Annales de démographie historique, Société de démographie historique et EHESS, 1989.

论文

JULIA Chantal, VALLERON Alain-Jacques, "Louis René Villermé (1782－1863) , a Pioneer in Social Epidemiology: Re-analysis of his Data on Comparative Mortality in Paris in the Early 19th Century", *Journal of Epidemiology and Community Health*, 2010.

RUHM Christophe J. , "Are Recessions Good for your Health? ", *Quarterly Journal of Economics*, 2000.

SZRETER Simon, "The Population Health Approach in Historical Perspective", *American Journal of Public Health*, 2003.

VILLERMÉ Louis René, « Rapport sur un ouvrage intitulé: "Recherches statistiques sur la ville de Paris et le département de la Seine (volume In－8) ", et considérations sur la mortalité dans la même ville», *Bulletins de la Société médicale d'émulation*, 1822: 1e41.

WEIR David, "Economic Welfare and Physical Well-being in France, 1750－1990", *in* Richard H. Steckel and Roderick Floud (dir.) , *Health and Welfare during Industrialization*, University of Chicago Press, 1997.

第五章
1850~1914 年: 大步向前

专著

CÉLINE Louis-Ferdinand, *Semmelweis*, Gallimard, 1952.

DACHEZ Roger, *Histoire de la médecine. De l'Antiquité à nos jours*, Tallandier, 2012.

DEVEAUX Michel, *De Céline à Semmelweis. Histoire d'une thèse, histoire d'une œuvre*, L'Harmattan, 2015.

FLOUD R. , FOGEL R. W. , HARRIS B. , HONG S. C. , *The Changing Body: Health, Nutrition, and Human Development in the Western World Since 1700*, Cambridge University Press, 2011.

MCKEOWN Thomas, *The Modern Rise of Population*, Academic Press, 1976.

PASTEUR Louis, *Écrits scientifiques et médicaux*, Flammarion, 1994.

ROSEN George, *A History of Public Health*, MD Publication, 1958.

SNOWDEN Frank, *Epidemics and Society. From the Black Death to the Present*, Yale University Press, 2019.

论文

BLEVINS Steve M. , BRONZE Michael S. , "Robert Koch and the ' Golden Age' of Bacteriology", *International Journal of Infectious Diseases*, 2010.

BYNUM Bill, "The McKeown Thesis", *The Lancet*, 2008.

COLGROVE James, "The McKeown Thesis: A Historical Controversy and its Enduring Influence", *American Journal of Public Health*, 2002.

FOGEL R. W. , "Nutrition and the Decline in Mortality since 1700: Some Preliminary Findings", *in* Engerman, S. L. , Gallman, R. E. (dir.) , *Longterm Factors in American Economic Growth*, University of Chicago Press, 1986.

FOGEL R. W. , GROTTE Nathaniel, "Major Findings from *The Changing Body: Health, Nutrition, and Human Development in the Western World since*

1700", Journal of Economic Asymmetries, 2011.

Koch Robert, "The Etiology of Tuberculosis", *Revies of Infectious Diseases*, 1882.

Koch Robert, "On the Anthrax Inoculation" (1882) in *Essays of Robert Koch*, Greenwood Press, 1987.

McKeown Thomas, Brown R. G. , "Medical Evidence Related to English Population Changes in the Eighteenth Century", *Population Studies*, 1955.

McKeown Thomas, Record R. G. , "Reasons for the Decline of Mortality in England and Wales during the Nineteenth Century", *Population Studies*, 1962.

Morens David M. , "Snow and the Broad Street Pump: A Rediscovery", *The Lancet*, 2000.

Plotkin Stanley A. , Plotkin Susan L. , "The Development of Vaccines: How the Past Led to the Future", *Nature Reviews Microbiology*, 2011.

Sigsworth E. , "A Provincial Hospital in the Eighteenth and Early Nineteenth Century", *The College of General Practitioners, Yorkshire Faculty Journal*, 1966.

Steckel Richard H. , "In Memory of Robert William Fogel", *Economics and Human Biology*, 2014.

Szreter Simon, "Rethinking McKeown: The Relationship between Public Health and Social Change", *American Journal Public Health*, 2002.

第六章
1918~1919 年: 西班牙流感

专著

Barry John M. , *La Grande Grippe. Comment la grippe espagnole est devenue la pandémie la plus meurtrière de l'histoire*, Alisio, 2020.

CROSBY Alfred W. , *America's Forgotten Pandemic, The Influenza of 1918*, Cambridge University Press, 1976.

TAUBENBERGER J. K. , KASH J. C. , MORENS D. M. , *The 1918 Influenza Pandemic: 100 Years of Questions Answered and Unanswered*, Sci Transl Med. , 2019.

论文

ANSART Séverine, et al. , "Mortality Burden of the 1918−1919 Influenza Pandemic in Europe", *Influenza and other Respiratory Viruses*, 2009.

BARRY John M. , "Pandemics: Avoiding the Mistakes of 1918", *Nature*, 2009.

BARRY John M. , "The Site of Origin of the 1918 Influenza Pandemic and its Public Health Implications", *Journal of Translational Medicine*, 2004.

BARRY John M. , VIBOUD Cécile, et al. , "Cross-protection between Successive Waves of the 1918−1919 Influenza Pandemic: Epidemiological Evidence from US Army Camps and from Britain", *Journal of Infectious Diseases*, 2008.

BOOTSMA Martin C. J. , FERGUSON Neil M. , "The Effect of Public Health Measures on the 1918 Influenza Pandemic in U. S. Cities", *Proceedings of the National Academy of Sciences*, 2007.

CHANDRA Siddharth, et al. , "The Evolution of Pandemic Influenza: Evidence from India, 1918−1919", *BMC Infectious Diseases*, 2014.

COLLINS Kathleen L. , et al. , "Truth and Transparency in a Time of Crisis", *JCI Insight*, 2020.

FERÉ Vincent, "L'Europe du xixe siècle se préoccupait moins d'hygiène et de santé", *Commentaire*, 2021.

HATCHETT Richard J. , et al. , "Public Health Intervention and Epidemic Intensity during the 1918 Influenza Pandemic", *Proceedings of the National Academy of Sciences*, 2007.

HERMINE Olivier, et al. , "Effect of Tocilizumab vs Usual Care in Adults Hospitalized with COVID−19 and Moderate or Severe Pneumonia",

Journal of the American Medical Association Internal Medicine, 2020.

JESTER Barbara, *et al.*, "Readiness for Responding to a Severe Pandemic 100 Years after 1918", *American Journal of Epidemiology*, 2018.

MARKEL Howard, *et al.*, "Nonpharmaceutical Interventions Implemented by US Cities during the 1918–1919 Influenza Pandemic", *Journal of the Medical American Association*, 2007.

MORENS David M., TAUBENBERGER Jeffery K., "The Mother of All Pandemics is 100 Years Old (and going strong)!", *American Journal of Public Health*, 2018.

REID A. H., *et al.*, "Origin and Evolution of the 1918 'Spanish' Influenza Virus Hemagglutinin Gene", *Proceedings of the National Academy of Sciences*, 1999.

SHENG Z. M., *et al.*, "Autopsy Series of 68 Cases Dying Before and during the 1918 Influenza Pandemic Peak", *Proceedings of the National Academy of Sciences*, 2011.

TAUBENBERGER J. K., *et al.*, "Initial Genetic Characterization of the 1918 Spanish Influenza virus", *Science*, 1997.

TUMPEY Terrence M., *et al.*, "Characterization of the Reconstructed 1918 Spanish Influenza Pandemic Virus", *Science*, 2005.

第七章
1945~1970 年: 模式的转换

论文

CALDWELL John C., "Mortality in Relation to Economic Development", *Bulletin of the World Health Organization*, 2003.

PRESTON Samuel H., "The Changing Relation between Mortality and Level of Economic Development", *Population Studies*, 1975.

PRITCHETT Lant, SUMMERS Lawrence H., "Wealthier is Healthier", *Journal of Human Resources*, 1996.

第八章
心血管疾病

专著

HAVLIK R. J. , FEINLEIB M. (dir.) , *Proceedings of the Conference on the Decline in Coronary Heart Disease Mortality*, Department of Health, Education, and Welfare, 1979.

论文

CARREL Alexis, "On the Experimental Surgery of the Thoracic Aorta and Heart", *Annals of Surgery*, 1910.

JONES David S. , "CABG at 50 (or 107?) – The Complex Course of Therapeutic Innovation", *The New England Journal of Medicine*, 2017.

JONES David S. , GREENE Jeremy A. , "The Decline and Rise of Coronary Heart Disease: Understanding Public Health Catastrophism", *American Journal of Public Health*, 2013.

WALKER Weldon J. , "Coronary Mortality: What is Going on?", *Journal of the American Medical Association*, 1974.

第九章
与癌症作战

专著

MUKHERJEE Siddhartha, *L'Empereur de toutes les maladies*, Flammarion, 2013.

STOCKWELL Brent R. , *The Quest for the Cure. The Science and Stories behind the Next Generation of Medicines*, Columbia University Press, 2011.

论文

ADAMI Hansv-Olov, *et al.* , "Time to Abandon Early Detection Cancer Screening", *European Journal of Clinical Investigation*, 2019.

BOCCARA David, *et al.* , "Treating Breast Conservation Therapy Defects with Brava and Fat Grafting: Technique, Outcomes, and Safety Profile", *Plastic and Reconstructive Surgery*, 2018.

BONADONNA G. , *et al.* , "Combination Chemotherapyas an Adjuvant Treatment in Operable Breast Cancer", *The New England Journal of Medicine*, 1976.

BRADFORD Hill Austin, "The Environment and Disease: Association or Causation? Proceedings of the Royal", *Society of Medicine*, 1965.

DEVITA JR Vincent T. , Rosenberg Steven A. , "Two Hundred Years of Cancer Research", *The New England Journal of Medicine*, 2012.

DRUKER B. J. , *et al.* , "Effect of a Selective Inhibitor of the Abl Tyrosine Kinase on the Growth of BCR-ABL Positive Cells", *Nature Medicine*, 1996.

DRUKER B. J. , *et al.* , "Efficacy and Safety of a Specific Inhibitor of the BCR-ABL Tyrosine Kinase in Chronic Myeloid Leukemia", *The New England Journal of Medicine*, 2001.

DRUKER B. J. , *et al.* , "Five-year Follow-up of Patients Receiving Imatinib for Chronic Myeloid Leukemia", *The New England Journal of Medicine*, 2006.

FARBER Sidney, *et al.* , "Temporary Remissions in Acute Leukemia in Children Produced by Folic Acid Antagonist, 4-Aminopteroyl-Glutamic Acid (Aminopterin)", *The New England Journal of Medicine*, 1948.

FISHER Bernard, *et al.* , "L-phenylalanine Mustard (L-PAM) in the Management of Primary Breast Cancer", *The New England Journal of Medecine*, 1975.

HOWLADER Nadia, *et al.* , "The Effect of Advances in Lung-cancer Treatment on Population Mortality", *The New England Journal of Medicine*, 2020.

IOANNIDIS John P. A. , *et al.* , "Endgame: Engaging the Tobacco Industry in its Own Elimination", *European Journal of Clinical Investigation*, 2013.

IOANNIDIS John P. A. , JHA Prabha, "Does the COVID − 19 Pandemic Provide an Opportunity to Eliminate the Tobacco Industry? ", *Lancet Global Health*, 2021.

LEFÈVRE Jérémie H. , *et al.* , "Does a Longer Waiting Period after Neoadjuvant Radio-chemotherapy Improve the Oncological Prognosis of Rectal cancer?: Three Years' Follow-up Results of the Greccar-6 Randomized Multicenter Trial", *Annals of Surgery*, 2019.

MELNICK Edward R. , IOANNIDIS John P. A. , "Should Governments Continue Lockdown to Slow the Spread of COVID−19? ", *The British Medical Journal*, 2020.

OTHERSEN Jr. H. B. , "Ephraim McDowell: The Qualities of a Good Surgeon", *Annals of Surgery*, 2004.

SCHILSKY Richard L. , *et al.* , "Progress in Cancer Research, Prevention and Care", *The New England Journal of Medicine*, 2020.

STRINGHINI Silvia, GUESSOUS Idris, "The Shift from Heart Disease to Cancer as the Leading Cause of Death in High-income Countries: A Social Epidemiology Perspective", *Annals of Internal Medicine*, 2018.

ZEITOUN Jean-David, *et al.* , "Post-marketing Research and its Outcome for Novel Anticancer Agents Approved by Both the FDA and EMA between 2005 and 2010: A Cross-sectional Study", *International Journal of Cancer*, 2018.

第十章
1960~2020 年: 药品与制药业

专著
CARPENTER Daniel, *Reputation and Power*, Princeton University Press, 2010.
论文
ALETAHA Daniel, SMOLEN Josef S. , "Diagnosis and Management of

Rheumatoid Arthritis: A Review", *Journal of the Medical American Association*, 2018.

AVORN Jerry, "Learning about the Safety of Drugs —a Half-century of Evolution", *The New England Journal of Medicine*, 2011.

AVORN Jerry, "Two Centuries of Assessing Drug Risks", *The New England Journal of Medicine*, 2012.

CARPENTER Daniel, "Can Expedited FDA Drug Approval without Expedited Follow-up be Trusted?", *JAMA Internal Medicine*, 2014.

DARROW Jonathan J., *et al.*, "FDA Approval and Regulation of Pharmaceuticals, 1983—2018", *Journal of the Medical American Association*, 2020.

DRAKEMAN Donald L., "Benchmarking Biotech and Pharmaceutical Product Development", *Nature Biotechnology*, 2014.

GASSMAN Audrey L., *et al*, "FDA Regulation of Prescription Drugs", *The New England Journal of Medicine*, 2017.

GAWANDE Atul, "Two Hundred Years of Surgery", *The New England Journal of Medicine*, 2012.

GREENE Jeremy A., PODOLSKY Scott H., "Reform, Regulation, and Pharma-Ceuticals-the Kefauver-Harris Amendments at 50", *The New England Journal of Medicine*, 2012.

GREENE Jeremy A., RIGGS Kevin R., "Why is There No Generic Insulin? Historical Origins of a Modern Problem", *The New England Journal of Medicine*, 2015.

KESSELHEIM Aaron S., AVORN Jerry, "The Most Transformative Drugs of the Past 25 Years: A Survey of Physicians", *Nature Reviews Drug Discovery*, 2013.

LIONBERGER Robert, UHL Kathleen, "Generic Drugs: Expanding Possibilities for Clinical Pharmacology", *Clinical Pharmacology & Therapeutics*, 2019.

MUNOS Bernard, "Lessons from 60 Years of Pharmaceutical Innovation",

Nature Reviews Drug Discovery, 2009.

No authors listed. "The Drug Hearings: Kefauver Continues his Campaign", *Science*, 1960.

SARPATWARI Ameet, KESSELHEIM Aaron S., "Reforming the Orphan Drug Act for the 21st Century", *The New England Journal of Medicine*, 2019.

THOMAS Shailin, CAPLAN Arthur, "The Orphan Drug Act Revisited", *Journal of the Medical American Association*, 2019.

WESTAD Anders, *et al.*, "The Multiple Sclerosis Market", *Nature Reviews Drug Discovery*, 2017.

ZEITOUN Jean-David, *et al.*, "Postmarketing Studies for Novel Drugs Approved by both the FDA and EMA between 2005 and 2010: A Cross-sectional Study", *BMJ Open*, 2018.

第十一章
寿命增加 2 倍的代价是什么?

专著

BAUMOL William J., *The Cost Disease, Why Computers Get Cheaper and Health Care Doesn't*, Yale University Press, 2013.

GAAG Jacques (VAN DER), PERLMAN Mark, *Health, Economics, and Health Economics. Proceedings of the World Congress on Health Economics*, World Congress on Health Economics, 1980.

NEUMANN Peter J., *et al.*, *Cost-Effectiveness in Health and Medicine*, 2e édition, Oxford University Press, 2016.

论文

ARROW Kenneth J., "Uncertainty and the Welfare Economics of Medical Care", *The American Economic Review*, 1963.

BENGTSSON Tommy, *et al.*, "When Did the Health Gradient Emerge?

Social Class and Adult Mortality in Southern Sweden, 1813−2015", *Demography*, 2020.

BERWICK Donald M. , "Elusive Waste: The Fermi Paradox in US Health Care", *Journal of the American Medical Association*, 2019.

BRAVEMAN Paula A. , *et al.* , "Broadening the Focus: The Need to Address the Social Determinants of Health", *American Journal of Preventive Medicine*, 2011.

BRAVEMAN Paula A. , GOTTLIEB Laura, "The Social Determinants of Health: It's Time to Consider the Causes of the Causes", *Public Health Report*, 2014.

BURGER Oskar, *et al.* , "Human Mortality Improvement in Evolutionary Context", *Proceedings of the National Academy of Sciences*, 2012.

DRIBE Martin, ERIKSSON Björn, "Socioeconomic Status and Adult Life Expectancy in early 20th-century Sweden: Evidence from Full-count Micro Census Data", *Lund Papers in Economic Demography*, 2018.

EVANS Gary W. , SCHAMBERG Michelle A. , "Childhood Poverty, Chronic Stress, and Adult Working Memory", *Proceedings of the National Academy of Sciences*, 2009.

FRIES James F. , "Aging, Natural Death, and the Compression of Morbidity", *The New England Journal of Medicine*, 1980.

FUCHS Victor R. , "The Gross Domestic Product and Health Care Spending", *The New England Journal of Medicine*, 2013.

FUCHS Victor R. , "Major Concepts of Health Care Economics", *Annals of Internal Medicine*, 2015.

FUCHS Victor R. , "Major Trends in the U. S. Health Economy since 1950", *The New England Journal of Medicine*, 2012.

FUCHS Victor R. , "Social Determinants of Health. Caveats and Nuances", *Journal of the American Medical Association*, 2017.

GALEA Sandro, *et al.* , "Causal Thinking and Complex System Approaches in

Epidemiology", *International Journal of Epidemiology*, 2010.

GALEA Sandro, *et al.*, "Estimated Deaths Attributable to Social Factors in the United States", *American Journal of Public Health*, 2011.

JEMAL Ahmedin, *et al.*, "Mortality from Leading Causes by Education and Race in the United States, 2001", *American Journal of Preventive Medicine*, 2008.

MARMOT Michael, ALLEN Jessica J., "Social Determinants of Health Equity", *American Journal of Public Health*, 2014.

MCGINNIS J. M., FOEGE W. H., "Actual Causes of Death in the United States", *Journal of the American Medical Association*, 1993.

NEUMANN Peter J., *et al.*, "The Changing Face of the Cost-utility Literature, 1990-2012", *Value in Health*, 2015.

RAWLINS Michael D., "NICE: Moving Onward", *The New England Journal of Medicine*, 2013.

SAVEDOFF William D., "Kenneth Arrow and the Birth of Health Economics", *Bull World Health Organ*, 2004.

TORSSANDER Jenny, ERIKSON Robert, "Stratification and Mortality-A Comparison of Education, Class, Status, and Income", *European Sociological Review*, 2010.

第十二章
健康的不平等

论文

BENGTSSON Tommy, *et al.*, "When Did the Health Gradient Emerge? Social Class and Adult Mortality in Southern Sweden, 1813-2015", *Demography*, 2020.

CHAPIN Charles V., *et al.*, "Deaths among Taxpayers and Non-taxpayers Income Tax, Providence, 1865", *American Journal of Public Health*, 1924.

CHETTY Raj, *et al.*, "The Association between Income and Life Expectancy in the United States, 2001−2014", *Journal of the American Medical Association*, 2016.

DEATON Angus, "On Death and Money. History, Facts and Explanations", *Journal of the American Medical Association*, 2016.

EVANS Gary W., SCHAMBERG Michelle A., "Childhood Poverty, Chronic Stress, and Adult Working Memory", *Proceedings of the National Academy of Sciences*, 2009.

GALEA Sandro, *et al.*, "Win-win: Reconciling Social Epidemiology and Causal Inference", *American Journal of Epidemiology*, 2019.

第十三章
全球人口死亡的第一原因: 慢性疾病

专著

JARRIGE François, LE ROUX Thomas, *La Contamination du monde. Une histoire des pollutions à l'âge industriel*, Seuil, 2017.

论文

BELLANGER Martine, *et al.*, "Neurobehavioral Deficits, Diseases, and Associated Costs of Exposure to Endocrine-disrupting Chemicals in the European Union", *The Journal of Clinical Endocrinology and Metabolism*, 2015.

DIELEMAN Joseph L., *et al.*, "US Spending on Personal Health Care and Public Health, 1996−2013", *Journal of the American Medical Association*, 2016.

MARTEAU Theresa, *et al.*, "Changing Human Behavior to Prevent Disease: The Importance of Targeting Automatic Processes", *Science*, 2012.

OMRAN Abdel R., "The Epidemiologic Transition. A Theory of the Epidemiology of Population Change", *The Milbank Memorial Fund Quarterly*, 1971.

P<small>EPLOW</small> Mark, "Can the History of Pollution Shape A Better Future?", *Nature*, 2020.

P<small>RÜSS-USTÜN</small> Annette, *et al.*, "Diseases Due to Unhealthy Environments: An Updated Estimate of the Global Burden of Disease Attributable to Environmental Determinants of Health", *Journal of Public Health*, 2017.

S<small>MITH</small> Richard, "Why a Macroeconomic Perspective is Critical to the Prevention of Noncommunicable Disease", *Science*, 2012.

第十四章
人类健康状况的倒退

论文

B<small>ARNETT</small> Michael L., "Opioid Prescribing in the Midst of Crisis-Myths and Realities", *The New England Journal of Medicine*, 2020.

B<small>OHNERT</small> Amy S. B., I<small>LGEN</small> Mark A., "Understanding Links among Opioid Use, Overdose, and Suicide", *The New England Journal of Medicine*, 2019.

C<small>ASE</small> Anne, D<small>EATON</small> Angus, "Rising Morbidity and Mortality in Midlife among White Non-Hispanic Americans in the 21st century", *Proceedings of the National Academy of Sciences*, 2015.

C<small>ASE</small> Anne, D<small>EATON</small> Angus, "Mortality and Morbidity in the 21st Century", *Brookings Papers on Economic Activity*, 2017.

C<small>ASE</small> Anne, D<small>EATON</small> Angus, S<small>TONE</small> Arthur A., "Decoding the Mystery of American Pain Reveals a Warning for the Future", *Proceedings of the National Academy of Sciences*, 2020.

G<small>LASSER</small> Susan B., T<small>HRUSH</small> Glenn, "What's Going on with America's White People?", *Politico*, septembre-octobre 2016.

G<small>LEI</small> Dana A., P<small>RESTON</small> Samuel H., "Estimating the Impact of Drug Use on US Mortality, 1999−2016", *PLOS One*, 2020.

H<small>ECKETSWEILER</small> Chloé, «J'ai expliqué à un médecin qu'il n'y avait pas de dose plafond»: comment les opiacés ont drogué les États-Unis", *Le Monde*, 31 janvier 2020.

HIAM Lucinda, *et al.*, "Things Fall Apart: The British Health Crisis, 2010−2020", *British Medical Bulletin*, 2020.

JALAL Hawre, *et al.*, "Changing Dynamics of the Drug Overdose Epidemic in the United States from 1979 through 2016", *Science*, 2018.

MUENNIG Peter A., *et al.*, "America's Declining Well-being, Health, and Life Expectancy: Not just a White Problem", *American Journal of Public Health*, 2018.

PRESTON Samuel H., *et al.*, "The Role of Obesity in Exceptionally Slow US Mortality Improvement", *Proceedings of the National Academy of Sciences*, 2018.

STOKES Andrew C., *et al.*, "Increases in BMI and Chronic Pain for US Adults in Midlife, 1992 to 2016", *SSM Pop Health*, 2020.

WOOLF Steven H., ARON Laudan, "Failing Health in the United Health", *The British Medical Journal*, 2018.

WOOLF Steven H., ARON Laudan, "The US Health Disadvantage Relative to other High-income Countries: Findings from a National Research Council/Institute of Medicine Report", *Journal of the American Medical Association*, 2013.

第十五章
气候对人类健康的影响

专著

LOCHER Fabien, FRESSOZ Jean-Baptiste, *Les Révoltes du ciel. Une histoire du changement climatique xvᵉ-xxᵉ siècle*, Seuil, 2020.

MCMICHAEL Anthony, *Climate Change and the Health of Nations. Famines,*

Fever, and the Fate of Populations, Oxford University Press, 2017.

论文

CAMPBELL-LENDRUM Diarmid, PRÜSS-USTÜN Annette, "Climate Change, Air Pollution and Noncommunicable Diseases", *Bulletin of the World Health Organization*, 2019.

DUNK James H., *et al.*, "Human Health on an Ailing Planet-Historical Perspectives on Our Future", *The New England Journal of Medicine*, 2019.

DUNK James H., JONES David S., "Sounding the Alarm on Climate Change, 1989 and 2019", *The New England Journal of Medicine*, 2020.

HAINES Andy, EBI Kristie, "The Imperative for Climate Action to Protect Health", *The New England Journal of Medicine*, 2019.

KIZER Kenneth W., "Extreme Wildfires—a Growing Population Health and Planetary Problem", *Journal of the American Medical Association*, 2020.

LANDRIGAN Philip J., *et al.*, "The Lancet Commission on Pollution and Health", *The Lancet*, 2018.

MCMICHAEL Anthony, "Insights from Past Millennia into Climatic Impacts on Human Health and Survival", *Proceedings of the National Academy of Sciences*, 2012.

MENOCAL Peter B. de, "Cultural Responses to Climate Change during the Late Holocene", *Science*, 2001.

MORENS David M., FAUCI Anthony, "Emerging Pandemic Diseases: How We Got to COVID-19", *Cell*, 2020.

NISSAN Hannah, CONWAY Declan, "From Advocacy to Action: Projecting the Health Impacts of Climate Change", *PLOS Medicine*, 2018.

NOGUEIRA Leticia M., *et al.*, "Association between Declared Hurricane Disasters and Survival of Patients with Lung Cancer Undergoing Radiation Treatment", *Journal of the American Medical Association*, 2019.

PARKS Robbie M., *et al.*, "Anomalously Warm Temperatures Are Associated with Increased Injury Deaths", *Nature Medicine*, 2020.

PATZ Jonathan A. , *et al.* , "Climate Change: Challenges and Opportunities for Global Health", *Journal of the American Medical Association*, 2014.

PATZ Jonathan A. , THOMSON Madeleine C. , "Climate Change and Health: Moving from Theory to Practice", *PLOS Medicine*, 2018.

PETRAGLIA Michael D. , *et al.* , "Human Responses to Climate and Ecosystem Changes", *Proceedings of the National Academy of Sciences*, 2020.

PRÜSS-USTÜN Annette, *et al.* , "Diseases Due to Unhealthy Environments: An Updated Estimate of the Global Burden of Disease Attributable to Environmental Determinants of Health", *Journal of Public Health*, 2017.

PRÜSS-USTÜN Annette, *et al.* , "Environmental Risks and Noncommunicable Diseases", *The British Medical Journal*, 2019.

RICHET Enola, "La chute historique des émissions de CO_2 en 2020 ne devrait pas se prolonger", *Le Monde*, 11 décembre 2020.

SALAS Renee N. , "The Climate Crisis and Clinical Practice", *The New England Journal of Medicine*, 2020.

SALAS Renee N. , SOLOMON Caren G. , "The Climate Crisis-Health and Care Delivery", *The New England Journal of Medicine*, 2019.

SALAS Renee N. , *et al.* , "Prioritizing Health in a Changing Climate", *The New England Journal of Medicine*, 2019.

SHULTZ J. M. , *et al.* , "Double Environmental Injustice-Climate Change, Hurricane Dorian, and the Bahamas", *The New England Journal of Medicine*, 2020.

SOLOMON Caren G. , LAROCQUE Regina C. , "Climate Change-a Health Emergency", *The New England Journal of Medicine*, 2019.

WATTS Nick, *et al.* , "The 2019 Report of the Lancet Countdown on Health and Climate Change: Ensuring that the Health of a Child Born Today Is Not Defined by a Changing Climate", *The Lancet*, 2019.

第十六章
新发感染

专著

Cockburn Aidan, *The Evolution and Eradication of Infectious Diseases*, Johns-Hopkins Press, 1963.

MACFARLANE Burnet Franck, White David O. , *Natural History of Infectious Diseases*, Cambridge University Press, 1971.

SNOWDEN Frank, *Epidemics and Society. From the Black Death to the Present*, Yale University Press, 2019.

论文

D'COSTA Vanessa M. , *et al.* , "Antibiotic Resistance is Ancient", *Nature*, 2011.

JONES Kate E. , *et al.* , "Global Trends in Emerging Infectious Diseases", *Nature*, 2008.

KHETAN Aditya K. , "COVID-19: Why Declining Biodiversity Puts us at Greater Risk for Emerging Infectious Diseases, and What We Can Do", *Journal of General Internal Medicine*, 2020.

MARSTON Hilary D. , *et al.* , "Antimicrobial Resistance", *Journal of the American Medical Association*, 2016.

MARSTON Hilary D. , *et al.* , "The Critical Role of Biomedical Research in Pandemic Preparedness", *Journal of the American Medical Association*, 2017.

MORENS David M. , FAUCI Anthony S. , "Emerging Infectious Diseases: Threats to Human Health and Global Stability", *PLOS Pathogens*, 2013.

MORENS David M. , FAUCI Anthony S. , "Emerging Pandemic Diseases: How We Got to COVID-19", *Cell*, 2020.

MORENS David M. , *et al.* , "The Challenge of Emerging and Reemerging Infectious Diseases", *Nature*, 2004.

MORENS David M. , *et al.* , "The Origin of COVID－19 and Why it Matters", *The American Journal of Tropical Medicine and Hygiene*, 2020.

MORENS David M. , *et al.* , "Pandemic COVID－19 Joins History's Pandemic Legion", *mBio*, 2020.

PAULES Catharine I. , *et al.* , "What Recent History Has Taught us about Responding to Emerging Infectious Disease Threats", *Annals of Internal Medicine*, 2017.

YAVCHITZ Amélie, *et al.* , "Misrepresentation of Randomized Controlled Trials in Press Releases and News Coverage: A Cohort Study", *PLOS Medicine*, 2012.

结　语

专著

FOUCART Stéphane, *Et le monde devint silencieux. Comment l'agrochimie a détruit les insectes*, Seuil, 2019.

论文

BRODY Howard, LIGHT Donald W. , "The Inverse Benefit Law: How Drug Marketing Undermines Patient Safety and Public Health", *American Journal of Public Health*, 2011.

CAMPBELL-LENDRUM Diarmid, PRÜSS-USTÜN Annette, "Climate Change, Air Pollution and Noncommunicable Diseases", *Bulletin of the World Health Organization*, 2019.

CENTOLA Damon, *et al.* , "Experimental Evidence for Tipping Points in Social Convention", *Science*, 2018.

MAGNAN Sanne, "Social Determinants of Health 101 for Health Care: Five Plus Five", *National Academy of Medicine*, 2017.

OLSHANSKY Jay S. , "From Lifespan to Healthspan", *Journal of the American*

Medical Association, 2018.

OLSHANSKY S. Jay, CARNES Bruce A. , "Inconvenient Truths About Human Longevity", *Journal of Gerontology*, 2019.

SLY Peter D. , *et al.* , "Health Consequences of Environmental Exposures: Causal Thinking in Global Environmental Epidemiology", *Annal of Global Health*, 2016.

SWINBURN Boyd A. , *et al.* , "The Global Syndemic of Obesity, Under-nutrition, and Climate Change: The Lancet Commission Report", *The Lancet*, 2019.

图书在版编目（CIP）数据

人类健康史／（法）让-大卫·泽伊图著；王昭译
.--北京：社会科学文献出版社，2023.8
（思想会）
ISBN 978-7-5228-1199-4

Ⅰ.①人… Ⅱ.①让…②王… Ⅲ.①医学史-世界
Ⅳ.①R-091

中国版本图书馆 CIP 数据核字（2022）第 237144 号

·思想会·

人类健康史

著　　者／〔法〕让-大卫·泽伊图（Jean-David Zeitoun）
译　　者／王　昭

出 版 人／王利民
责任编辑／吕　剑
责任印制／王京美

出　　版／社会科学文献出版社·当代世界出版分社（010）59367004
　　　　　　地址：北京市北三环中路甲 29 号院华龙大厦　邮编：100029
　　　　　　网址：www.ssap.com.cn
发　　行／社会科学文献出版社（010）59367028
印　　装／北京盛通印刷股份有限公司

规　　格／开本：880mm×1230mm　1/32
　　　　　　印张：9.5　字数：232 千字
版　　次／2023 年 8 月第 1 版　2023 年 8 月第 1 次印刷
书　　号／ISBN 978-7-5228-1199-4
著作权合同
登 记 号／图字 01-2022-1092 号
定　　价／88.00 元

读者服务电话：4008918866